LETTRES MÉDICALES

SUR

L'ALGÉRIE.

PREMIÈRE LETTRE

*(Extraite des Mémoires de Médecine, Chirurgie
et Pharmacie Militaire, T. LVI.)*

Par P. X. FINOT,

Médecin en chef de l'Hôpital militaire de Blidah.

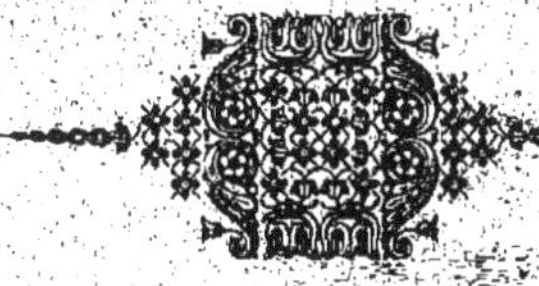

BLIDAH,

Typographie TISSOT et ROCHE, place de l'Orangerie.

1845.

LETTRES MÉDICALES

SUR

L'ALGÉRIE.

LETTRES MÉDICALES

SUR

L'ALGÉRIE.

PREMIÈRE LETTRE.

(Extraite des Mémoires de Médecine, Chirurgie et Pharmacie Militaire, T. LVI.)

Par P. X. FINOT,

Médecin en chef de l'Hôpital militaire de Blidah.

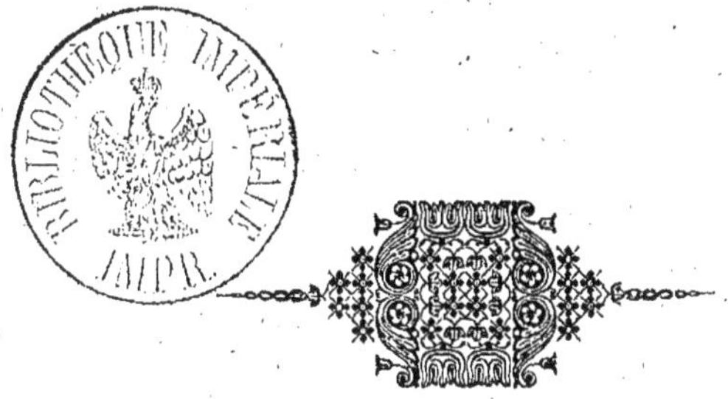

BLIDAH,

Typographie TISSOT et ROCHE, place de l'Orangerie.

1845.

A

M. ANTONINI,

Médecin en chef de l'armée d'Afrique

⸎

L'Auteur,

LETTRES MÉDICALES

SUR L'ALGÉRIE.

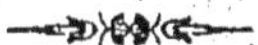

COMPTE-RENDU

DU SERVICE MÉDICAL

DE L'HOPITAL MILITAIRE DE BLIDAH,

Pendant l'année 1842,

PAR M. FINOT,

Médecin en chef de cet hôpital.

L'esprit médical actuel est entré dans une voie d'investigations positives : on demande partout des faits bien observés, et l'on réclame comme instruments de l'observation, le concours des méthodes physiques et chimiques : ausculter, percuter, palper, peser, mesurer, s'armer de miscroscopes, d'électromètres, etc., etc., analyser sévèrement les résultats ainsi obtenus, voilà ce qu'on exige de l'observateur. Cette tendance des esprits est incontestablement des plus heureuses ; mais nous, médecins d'Afrique, quelle part nous est-il donné de prendre à cette œuvre de progrès et d'expérimentation?

de combien de difficultés matérielles ne sommes-nous pas environnés?

Le clinicien de France, qui n'a qu'un petit nombre de malades, s'il est patient, dévoué, intelligent, avec des sens parfaits, et un désir de réussir à toute épreuve, n'aborde qu'avec peine et ne parvient qu'avec beaucoup de temps à élucider quelques-uns des inextricables problèmes de la pathologie. Que pourra faire le praticien d'Afrique, surchargé de malades, dont un labeur de tous les jours enchaîne et affaisse l'intelligence, et qui a souvent tant de peine à suffire aux exigences matérielles du service? Privé de livres, d'instruments, exposé à l'action d'un climat énervant, il aura accompli sa noble et silencieuse mission, quand il aura dépensé tout ce qu'il a d'âme et d'activité dans les longues et patientes visites qu'exigent et le nombre quelquefois si élevé et l'urgente gravité des maladies de l'armée; heureux, trop heureux si, après quelques années d'épreuves, il se trouve encore, de temps à autre, assez de force d'esprit ou de volonté pour recueillir çà et là quelques faits utiles à la science.

Étant dans l'impossibilité absolue de rendre un compte détaillé de plus de huit mille malades que j'ai eu à traiter en 1842, je me suis du moins attaché à bien préciser chaque maladie au lit du malade, à en déterminer, aussi exactement que possible, les principales circonstances, de manière à bien lui marquer sa place dans nos cadres nosologiques : puis, après avoir réuni tous ces documents dans un vaste tableau de classement comprenant toute l'année 1842, j'ai calculé, supputé quelle pouvait être l'influence des saisons, de l'âge, des professions, des localités, etc., sur le nombre, la gravité, le type, la production ou la terminaison des maladies. Comme on le voit, la méthode numérique n'emprunte ici son importance et son degré de certitude qu'au chiffre considérable des maladies soumises au calcul, et à la généralité des influences morbides sur lesquelles il opère, car nul doute que cette même méthode appliquée, par exemple, à la thérapeutique de ces maladies pour découvrir le meilleur traitement à leur opposer, ne nous fournît des résultats bien plus sujets à contestation, sans être cependant dénués de toute valeur. Aussi remarquera-t-on que, dans cette partie délicate de mon travail, je me suis montré sobre d'assertions.

J'ai divisé ce travail en cinq chapitres :

Le premier est consacré à des considérations topographiques sur la ville de Blidah, ses habitants, ses établissements, etc.

Le deuxième comprend la statistique des maladies observées en 1842.

Le troisième traite de la mortalité.

Dans le quatrième, j'ai réuni quelques notes sur la marche, la nature et l'étiologie des maladies.

Et dans le cinquième enfin, j'ai cherché à établir quelques propositions qui sont comme les corollaires des données fournies par les chapitres précédents.

CHAPITRE PREMIER.

La ville de Blidah.—Histoire.—Situation.—Habitants européens et indigènes.—Mœurs.—Coutumes.—Établissements publics.—Épidémies.—Syphilis.—Vaccination, etc., etc.

La ville de Blidah est située au pied de l'Atlas qui la garantit en partie des vents du sud ; mais cette circonstance, favorable jusqu'à un certain point, est contrebalancée par l'humidité presque permanente que cette vaste montagne y entretient, et par le rayonnement solaire qui modifie si puissamment la température locale pendant toute l'année. Ces deux causes concourent à constituer la différence si marquée de température qu'on y observe, notamment en été, entre le jour et la nuit.

Derrière la ville même, la montagne se fend brusquement et donne naissance à une vaste échancrure de plusieurs lieues d'étendue, nommée vallée de l'Oued-el-Kébir ; puis, de chaque côté de la ville, elle se termine par deux contreforts qui enserrent le territoire de Blidah avant d'aller s'éteindre par pentes successives dans la plaine. Au fond de cette gorge coule un ruisseau, quelquefois torrentueux pendant l'hiver, qui alimente les eaux de la ville avant d'aller se jeter dans la Chiffa. Ce ruisseau, ainsi que plusieurs autres sources de moindre importance, entretiennent une fraîcheur et une végétation perpétuelles, même pendant l'été, dans toute la gorge. De là, un brouillard qui se forme pendant la nuit et plane le matin sur toute la ville ; on a observé que ce brouillard est encore de plus longue durée et d'une plus grande intensité à Blidah, à la Chiffa et au fond de la ferme des Mouzaïa, que dans les points centraux de la plaine, comme à Bouffarik et à Oued-Lalleg. Cette différence, toute au désavantage de ces premières localités, ne peut dépendre que de l'influence des gorges humides de l'Oued-el-Kébir, de la Chiffa et du col de Ténia. Nous reviendrons sur ces circonstances quand nous parlerons de l'étiologie.

La ville de Blidah s'élève à deux cent cinquante-quatre mètres au-dessus du niveau de la mer. La pente de son territoire, si favorable pour l'écoulement des eaux, est déjà sensible dans l'intérieur de la ville ; elle peut s'évaluer, dans le sens perpendiculaire de la montagne à la plaine, à un mètre sur trente ; dans la direction de Blidah à Bouffarik, elle est d'un mètre sur quatre-vingts, et de Blidah à Beni-Mered, qui coupe en deux la route de Bouffarik à Blidah, elle est deux fois plus rapide que de Beni-Mered à Bouffarik.

Bouffarik lui-même n'est plus qu'à quarante-sept mètres au-dessus du niveau de la mer, et il y a un point de la plaine, à cinq kilomètres de cette ville, où la différence de niveau n'est plus que de seize mètres.

La ville de Blidah est distante d'Alger de cinquante-deux kilomètres par la route de Douéra ; mais cette distance sera moins considérable, lorsque la nouvelle route à laquelle on travaille sera terminée.

La superficie de la ville peut s'évaluer à trente hectares. Sa plus grande longueur est, du nord au sud, de neuf cents mètres, et sa plus grande largeur, de l'est à l'ouest, de cinq cents. Son circuit, en suivant le nouveau mur d'enceinte est de deux mille cinq cents mètres. Elle renferme environ deux mille maisons, dont le tiers à peu près est en ruines depuis le tremblement de terre de 1825.

La ville de Blidah, si populeuse, si importante sous la domination turque, est assez moderne : elle n'offre pas à l'antiquaire ces études attachantes qui, à l'aide d'un fût écroulé, d'une médaille rongée par la rouille, d'une inscription tronquée, renouent la chaîne des temps passés ; mosquées, maisons, rues, fondoucks, tout en elle est arabe. L'origine précise de la ville s'est perdue même dans la mémoire des habitants ; voici ce que l'on en sait de plus positif. Sidi-el-Kébir était, il y a trois cents ans, un marabout d'une grande réputation de sainteté. Son tombeau se voit dans la gorge de l'Oued-el-Kébir. C'est un lieu de pélerinage encore aujourd'hui pour les dévots musulmans ; et la reconnaissance publique a consacré un jour de l'année, jour de fête, où toute la population de Blidah se rend en foule au tombeau du saint. Là, après s'être livrée à des prières dans une petite mosquée qui y est attenante, elle s'abandonne pendant toute la journée à des jeux bruyants et surtout au tir du fusil. Ces jeux rappellent nos fêtes de village en Europe. Sidi-el-Kébir mourut en 988 de l'hégire (1574), dans un âge très avancé ; mais très longtemps avant cette époque, il avait fait construire, sur le terrain alors inculte de Blidah, la grande mosquée dite Djemma-el-Kébir, maintenant vouée au culte chrétien. Il donna le terrain qui environnait cette mosquée, et dont sa famille était propriétaire, à des Arabes, à condition d'y construire des maisons et d'y cultiver des jardins. La grande réputation de sainteté du marabout se reporta, après sa mort, sur la mosquée qu'il avait construite, et de toutes les parties de la Régence on accourut s'établir à Blidah. Quatre-vingts ans après, la ville était déjà en voie de prospérité, puisque l'on y comptait plus de cinq cents maisons. En dix-sept cent dix, au rapport de Schaw, elle devait être à peu près ce qu'elle est maintenant, puisqu'il lui assigne vingt mille habitants et qu'il décrit le mur d'enceinte actuel.

Les Arabes, après la destruction des villes chrétiennes du Bas-Empire et après la belle époque de l'occupation de l'Espagne par les Maures, remplacent l'interprétation jusque-là éclairée et civilisatrice du Coran, par le fanatisme et la haine féroce du nom chrétien que nous leur connaissons aujourd'hui. S'ils fondent désormais une ville dans un endroit plutôt que dans un autre, c'est que cet endroit sera plus propice à la guerre de rapine et de brigandage qu'ils vont faire aux Chrétiens : Alger, Cherchell, Tenès, Oran, Bougie, etc. , n'ont pas d'autre origine. Blidah et Coléah, fondées par un marabout, font seules exception dans la Régence. Tout ce que la tradition nous a conservé de l'histoire de Blidah, depuis cette époque jusqu'à nos jours, se réduit à la date de ces sinistres et de ces catastrophes qui se gravent d'autant plus dans la mémoire des peuples qu'ils en ont plus souffert. Ainsi, en 1086 de l'hégire (1672), dans le mois de Mohoram (mi-février), la Chiffa déborda après quelques jours de pluies ; la crue des eaux devint subitement si considérable qu'elle inonda au loin toute la Métidja, au point d'empêcher toute communication avec Alger. Trente-cinq ans après, les habitants de Blidah virent leurs jardins dévorés par un incendie qui les détruisit de fond en comble. Cet événement est attribué par les habitants à l'habitude qu'ont les Arabes, chaque année, de mettre le feu aux hautes herbes de la plaine.

Leur année 1106 (1692) est appelée, en arabe, l'année de la neige. Jamais on n'en avait vu tomber dans le pays une aussi grande quantité; elle montait, dans la plaine, jusqu'à hauteur d'homme. L'été de cette année fut extrêmement fertile.

En 1103, nous voyons les Beni-Messaoud et les Beni-Sala, tribus kabyles qui habitent l'Atlas auprès de Blidah, lever l'étendard de la révolte contre l'autorité du Dey. Les Turcs vainqueurs firent un tel carnage de ces tribus et livrèrent les malheureux Arabes à des supplices si effrayants, que le nom s'en est conservé dans ces tribus comme un des points de comparaison les plus populaires, lorsqu'ils veulent parler d'un malheur, d'une infortune quelconque.

En 1108 (1694) une légende, analogue à celles dont nous retrouvons tant d'exemples dans nos campagnes, rapporte qu'un oiseau de proie d'une forte dimension vint chaque nuit, pendant un mois, se percher sur le sommet de la grande mosquée, en criant bou... rou... rou..., dont le nom lui est resté. La disparition de cet oiseau fut bientôt suivie de l'invasion d'une maladie épidémique qui fit périr beaucoup de monde. La tradition a conservé à cette maladie le nom de choléra rouge. Cette maladie n'a plus reparu que sous la forme sporadique; elle frappait surtout sur les enfants. Était-ce la scarlatine?

Les tremblements de terre sont assez fréquents à Blidab ; il est peu d'années que l'on n'en éprouve quelque secousse. A quatre époques différentes et assez rappro-chées de nous, ils ont causé assez de désastres pour que leur date soit restée dans la mémoire des habitants. Le plus ancien eut lieu le premier du mois de schouwel, à minuit, en 1173 (1759); il détruisit ou endommagea une grande partie des maisons de la ville; la population effrayée se sauva dans les campagnes où elle campa sous la tente pendant plus d'un mois. Le second trem-blement de terre est celui du 24 du mois de sâffar 1184 (1770); celui-ci fit moins de mal que l'autre. Le troi-sième est celui de 1801, qui fit peu de mal à Blidah, mais qui renversa en partie Coléah. Enfin, en 1825, le 18 février, à 10 heures du matin, par un temps clair et serein, une vive et rapide secousse détruisit en quelques secondes plus du tiers des maisons de la ville, et là ré-duisit à l'état de ruines où nous la voyons aujourd'hui. Plus de mille personnes, hommes, femmes, enfants furent écrasés sous les ruines ou périrent des suites de leurs blessures. Nous en avons nous-même constaté une secousse qui a fait tomber quelques pans de mu-raille dans les premiers jours de mars 1840.

Quelque temps avant le désastre de 1825, un autre fléau, qui rappelle l'une des sept plaies d'Égypte de la Bible, avait visité Blidah. Des myriades de sauterelles vinrent s'abattre sur les plaines de la Métidja et du Ché-lif; et ne quittèrent le territoire de Blidah en particulier qu'après en avoir dévoré toute la végétation et chassé les habitants qui n'y pouvaient plus trouver ni repos ni tranquillité.

Deux épidémies de peste ont ravagé Blidah. L'une

commença vers 1783 et dura deux à trois ans, sévissant surtout pendant les étés. La seconde, plus terrible, est celle de 1816. Elle débuta aussi dans le mois de juin et revint dans les étés de 1817 et 1818, mais avec moins d'intensité; pas une seule des tribus de la Régence, disent les habitants, ne fut épargnée : à Blidah seulement, elle enleva douze mille personnes en quelques mois. Cette épidémie débutait par une fièvre ardente avec céphalalgie intense, soif vive, langue sèche comme du bois, perte de la parole, délire furieux ; après deux ou trois jours de durée, apparaissaient des bubons le plus fréquemment aux aînes et souvent aussi aux aisselles et au cou. Ces bubons, gros d'abord comme une olive, pouvaient acquérir un volume considérable. Alors la fièvre diminuait d'intensité, sans cependant quitter tout à fait le malade ; quelques-uns même éprouvaient un sentiment de bien-être trompeur, indice certain d'une mort prochaine pour les assistants.

Un autre phénomène a frappé les Arabes dans cette épidémie, c'est l'apparition sur l'abdomen, sur les bras et sur le cou d'anthrax ou charbons qui débutaient par une phlyctène jaunâtre, laquelle, en se déchirant, faisait place à une eschare tendant sans cesse à s'agrandir. Ceux disent-ils, qui étaient atteints de ces anthrax, ne voyaient pas paraître de bubons et avaient plus de chances de guérison que les autres, ce qui est en contradiction avec l'opinion générale des auteurs. Je ne donne, au reste, ces observations très-incomplètes que pour ce qu'elles valent. Quelque chose de plus positif, c'est que tous ceux que j'ai consultés m'ont répondu à l'unanimité que les porteurs d'huile, qui formaient à Blidah une classe à part, n'avaient pas été exempts plus que les autres du fléau et que comme les autres ils avaient fourni leur contingent de mortalité. Bien qu'Alger semble avoir été atteint de la peste avant Blidah , il n'en est pas moins vrai que les Maures de cette dernière ville soutiennent qu'elle leur a été communiquée constamment par les Arabes de la montagne ; et que la marche de ces épidémies a toujours été du levant au couchant. C'est donc Tunis et les pays en deça qu'ils considèrent comme le foyer de la peste. Les croyances musulmanes , ici comme en Égypte , ont fait un tort considérable à ces populations en leur persuadant que la peste étant envoyée par Dieu , il y avait impiété et presque crime de lèse-majesté divine, non seulement à la combattre, mais encore à chercher à l'éviter. Ces absurdes préjugés existent encore et resteront longtemps enracinés dans l'esprit des Arabes. Je me suis informé , auprès de quelques vieillards, des diverses circonstances de la peste; au milieu de leurs contes ridicules , il y a ceci de vrai que ce fléau, chaque fois qu'il a visité la Régence, ne l'a jamais fait à périodes annuelles fixes, et que, d'ailleurs, on pouvait toujours être sûr de son imminence par son apparition à Tunis.

La peste de 1816 , quelque grave qu'elle ait été , n'a pas encore fait autant de ravages à Blidah que le choléra de 1835 ; la mortalité, dans cette ville, a été considérable; en vingt-deux jours , 1600 hommes, femmes et enfants, environ ont succombé.

En 1838, les événements de la guerre forcèrent d'occuper le territoire de Blidah ; pour ne pas effrayer la population indigène et la protéger en même temps , on

construisit deux camps , dits camps inférieur et supérieur; plus tard, on occupa les hauteurs de Michmich et
de Mézarouï , appartenant aux premiers contreforts de
l'Atlas, situées sur les deux rives de l'Oued-el-Kébir, et
dominant à petite portée la ville de Blidah, L'on s'occupa
immédiatement du travail le plus important, c'est-à-dire
de rétablir le barrage de l'Oued-el-Kébir, détruit par les
Arabes, afin de couper l'eau de la ville. La question ca-
pitale de la distribution des eaux de la rivière dans la
ville et sur le territoire de Blidah, a reçu un commence-
ment d'exécution depuis l'installation du service des travaux coloniaux. Quand nous sommes arrivés , en 1840,
les égouts, rompus et brisés, formaient à chaque pas des
cloaques infects. Les conduits , les aqueducs , obstrués
ou détruits, ne fonctionnaient plus , et les eaux stagnan-
tes, distribuées çà et là en mares verdâtres, répandaient
des miasmes délétères. Déjà les mares et les cloaques
ont disparu; les conduits fonctionnent; on a établi douze
fontaines, et les eaux d'irrigation, que tout le monde dé-
tournait à son gré, se distribuent maintenant avec régularité. Des projets sont étudiés , non pour ramener les
eaux du barrage dans les anciens aqueducs , car ils
n'existent pour ainsi dire plus, mais pour les soumettre à
une direction nouvelle , qui doit être calculée de telle
sorte que des usines de diverse nature puissent être éle-
vées de distance en distance le long du ruisseau. Du reste
on sait que le volume du cours d'eau reste considérable,
même dans les années des plus fortes sécheresses, et que
sa pente, qui est de trente-un mètres, partagée en six ou
huit chutes, desservira un nombre proportionné d'usines,

Comme on le voit, un avenir de prospérité commence

à s'établir pour Blidah. Trois ans de travaux depuis l'occupation ont été singulièrement mis à profit ; outre le
fossé d'enceinte qui traverse la plaine de Coléah à Blidah et qui s'étend jusqu'à Béni-Méred , monument
digne du beau temps de Rome , on achève de construire
les bâtiments d'établissements militaires les plus impor-
tants, tels que la manutention , le parc aux bœufs et les
casernes. Le nouvel hôpital militaire, conçu sur un plan
vaste et bien entendu , sera bientôt terminé.

La population de Blidah se composait ainsi qu'il suit au 1ᵉʳ janv. 1843.

EUROPÉENS.	Français	1033	1605	(habitant la
	Allemands	110		ville et les
	Anglais (Maltais)	18		jardins.
	Espagnols	292		
	Italiens	152		
INDIGÈNES musulmans		3334		

Auxquels il faut ajouter une
portion des

Beni-Khalif	2004	6474	Fractions de
Beni-Messaoud	54		tribus habi-
Beni-Sala	614		tant le terri-
Beni-Misrah	154		toire.
Beni-Kina	317		

INDIGÈNES Juifs   176

TOTAL... 8255

Actes de l'État civil.

Il y a eu à Blidah, en 1842 :

1º Naissances	Français	25	37
	Étrangers	8	
	Israélites	4	
2º Mariages..............			7

3º	Décès en ville	Français	32
		Étrangers	6
		Israélites	2
	Décès à l'hôpital	Musulmans	234
		Européens	69
		Indigènes	13

TOTAL..... 356

Il serait difficile de voir autre part une population plus bigarrée que celle de Blidah, tant sous le rapport de l'origine que sous celui des mœurs, des cultes, des habitudes, etc.

La population européenne, qui ne montait pas à deux cents habitants à la fin de 1840, s'accroît tous les jours; elle ne tardera pas à dépasser la population indigène qu'elle refoule déjà de tous côtés. Malgré la guerre, malgré les nombreuses difficultés inhérentes à une première installation, malgré les octrois, les eaux et forêts, le timbre et l'enregistrement, des rues entières, garnies de belles maisons, de magasins, de cafés et de cabarets surtout, larges et commodes, commencent à s'étendre dans tous les sens. On achète aux Maures leurs propriétés, leurs terrains.

Entre les Musulmans il existe des lignes de démarcation bien tranchées; ainsi, quant au culte, ils sont divisés en cinq sectes qui se haïssent cordialement, ce sont : les Hanafi, les Maleki, les Sâafi, les Hambali et les Mosabites. Depuis l'Égypte jusqu'à Maroc, il n'existe pas de Sâafi ni de Hambali; les Hanafi étaient la secte dominante du temps du dey, c'était celle des Turcs et des Coulouglis et de quelques portions, mais peu nombreuses des tribus. Les Maleki composent la secte de tous les Arabes des tribus et des Kabyles en apparence; elle règne dans le Maroc à l'exclusion de toute autre. L'empereur de Maroc lui-même est Maleki, et c'est en qualité de Marabout Maleki qu'Abdel-Kader traite même plus mal que les chrétiens, les Turcs et les Coulouglis qui tombent entre ses mains. La différence de croyance entre les Hanafi et les Maleki est peu considérable : elle

paraît porter spécialement sur quelques points de litur-
gie, sur l'ordre des prières et des ablutions. Au milieu
de ces populations, les Mosabites forment un peuple vrai-
ment original ; ils habitent sept villes situées dans de
grands oasis du désert, à quatre journées plus loin qu'Aïn
Maïdi ; ils sont considérés comme de véritables schis-
matiques parmi les autres musulmans. Comme les Per-
sans, ils sont sectateurs d'Ali ; je soupçonne aussi qu'ils
nient jusqu'à un certain point la révélation dans le Koran.
Leur gouvernement est essentiellement théocratique ;
c'est la mosquée qui est juge suprême en matière civile,
criminelle, comme en affaires de simple police ; elle
surveille les mœurs, la conduite privée des habitants ;
elle réprimande publiquement celui qui, sans cause lé-
gitime, fait quelque faute ou néglige ses devoirs religieux ;
elle force les jeunes gens à se marier à un certain âge. Le
vin, le tabac même et les plaisirs bruyants sont sévèrement interdits. Cette austère discipline est une des causes
de l'émigration annuelle des jeunes gens qui vont tous,
comme les Savoyards dans nos pays, chercher fortune
ailleurs et notamment dans les villes du littoral. Je dis
que c'est une des causes, car ils trouvent d'autres motifs
d'expatriation dans leur goût pour leur commerce, et
dans le peu de ressources que leur offre leur pays sous le
rapport de l'agriculture. Leurs oasis étendus, peu fer-
tiles en blé, n'offrent pour toute culture que des bois de
palmiers qui leur fournissent en abondance les dattes
dont ils font un grand usage. Mais leur industrie princi-
pale consiste dans le tissage des burnous, des haïks et
des toiles dont ils alimentent la plus grande partie des
tribus du désert. Les Mosabites connaissent peu les fiè-

vres intermittentes, mais ils redoutent singulièrement la dyssenterie qui, dans certaines années, a fait chez eux d'effroyables ravages : elle s'y est montrée plus meurtrière que la peste elle-même. Leur langue est un des nombreux dialectes du Kabyle. Les Mosabites, comme les Kabyles, sont gais, ouverts, industrieux, hospitaliers et moins fanatiques que les tribus arabes. Ces qualités, attribut des peuples commerçants, les rendent plus sociables, plus propres à la civilisation que les peuples pasteurs ou agriculteurs proprement dits. Le Mosabite, bien qu'habitant des plaines, conserve un ardent amour pour son pays ; il n'abandonne jamais la pensée de retourner chez lui, se marier et vivre en paix aussitôt qu'il aura amassé une petite fortune. Il est sans exemple jusqu'ici qu'on en ait vu un seul épouser des femmes arabes ou mauresques.

La population européenne de Blidah offre un coup-d'œil des plus singuliers ; chaque peuple y a son représentant, mais chaque vice s'y trouve aussi fidèlement représenté. Cette population qui pourra, comme celle de Rome, devenir un grand peuple, se compose pour le moment de cabaretiers, de débitants et de spéculateurs de toute espèce ; il faut y ajouter toute sorte d'ouvriers et de manœuvres. Chaque maison est, pour ainsi dire, une boutique de liqueurs alcooliques ; et cela se conçoit, le commerce de vin et d'eau-de-vie étant le seul qui fournisse immédiatement du comptant sans exiger une grande mise de fonds ou d'industrie.

L'influence de ces nombreux débits d'alcool commence à se faire sentir sur les Arabes. C'est un spectacle pénible à voir que celui de ces populations musulmanes, aux-

quelles on ne peut refuser , parmi d'autres belles qualités, la tempérance et la sobriété, se laisser aller et séduire
à l'appât des liqueurs fortes. Déjà ces hommes ne se
contentent plus de fréquenter les cabarets de la ville , ils
emportent du vin et de l'eau-de-vie dans leurs tribus.
Quelques kaïds donnent l'exemple , et il est à craindre
qu'il ne soit contagieux.

Les Arabes de la Régence proprement dite , qu'il faut
bien distinguer des Kabyles , sont d'une ignorance dont
il est difficile de se faire une idée. A les voir passer graves, silencieux, recueillis, on est loin de soupçonner que
ce sont les hommes les plus accessibles aux préjugés les
plus ridicules , aux pratiques de la superstition la plus
absurde. Ils laissent derrière eux , sous ce rapport , les
peuplades les moins avancées de nos campagnes. Ils sont
d'un orgueil démesuré, lâches, vindicatifs, avares et pa-
resseux. De chrétien à musulman , ne comptez jamais
sur leur parole. Habitués dès l'enfance à la ruse et à la
fourberie, pour eux, tromper est un art, mentir un ta-
lent qu'ils ont dès longtemps cultivé. Ils accablent leurs
femmes de mauvais traitements , ils exigent d'elles sans
pitié les plus rudes travaux. Quant à l'argent , il n'est
rien qu'ils ne fassent pour s'en procurer ; ils se vendent
les uns les autres avec la plus grande facilité. Les Kabyles forment avec eux un contraste digne d'intérêt ; ce
peuple, qui est encore de nos jours ce que les historiens
nous le représentent il y a deux mille ans, a conservé
son cachet primitif au milieu des révolutions politiques
ou religieuses qui ont bouleversé la terre d'Afrique au-
tour de lui. Les Kabyles ont une langue, des mœurs ,
des coutumes qui n'appartiennent qu'à eux ; ils habi-

tent les montagnes où ils se sont construit des villages, tandis que les Arabes sont nomades. Ils sont indépendants, belliqueux, hospitaliers, industrieux, perpétuellement en guerre avec les Arabes et les Turcs, qui n'ont pu les dominer; ils récusent *même la loi religieuse* du Coran, dont ils ne connaissent ça et là que quelques pratiques qu'ils observent encore plus par habitude que par conviction. Leur langue riche, harmonieuse, diffère tout à fait de l'Arabe; on y trouve des expressions qui rappellent son antique origine; les mots de Massinissa, Micipsa, Jugurtha, et beaucoup de noms de villes et de localités que nous ont conservés les auteurs latins, ont encore aujourd'hui une signification en Kabyle.

Il est encore vrai que la description que Salluste nous a laissée des mœurs de ces peuples semble faite d'hier, tant elle cadre bien avec ce que nous observons de nos jours.

On connaît l'indifférence des musulmans, leur apathie en temps d'épidémie. Rien de plus commun que de rencontrer dans les rues de Blidah et sur les grands chemins des hommes et des enfants atteints de variole en pleine suppuration, couchés dans la boue, à peine recouverts de quelques lambeaux de burnous. Ils repoussent en général le bienfait de la vaccine, et ce n'est qu'avec peine et en les trompant que nous avons pu en vacciner quelques-uns. Leurs ablutions, répétées cinq fois par jour, dont ils ne peuvent se dispenser sans pécher, sont pour eux la source d'une foule de maladies; c'est à cette cause, ainsi qu'à l'habitude de coucher en plein air, que l'on peut attribuer le grand nombre d'affections de poitrine dont ils sont atteints. Les Arabes *meurent par le pou-*

mon bien plus fréquemment que les Européens, à Blidah du moins.

Le ramadan, qui dure quarante jours, est l'époque où ils fournissent le plus d'affections gastro-intestinales. Habitués à une vie régulière, ils se voient tout à coup forcés d'observer pendant le jour, c'est-à-dire de minuit au coucher du soleil, la diète la plus sévère d'aliments et de boissons, et le soir, au coup de canon, ils compensent ces longues heures de jeûne par un repas copieux qui se prolonge jusqu'à minuit, qu'ils accompagnent de chants et de danses sans se livrer pour ainsi dire au sommeil. Cette coutume religieuse est suivie par les Arabes avec ponctualité; je n'en ai pas vu un seul oser, même en secret, y déroger. Notre carême, sous le rapport de l'hygiène, est infiniment mieux entendu, puisqu'il ne nous défend que l'usage des viandes, prescription très-sage lors de l'arrivée du printemps.

Les seuls établissements publics arabes à Blidah consistent dans trois mosquées, monuments absolument insignifiants sous le rapport de l'architecture. Les maisons, les rues, les cafés et les fondouks sont exactement construits comme dans les autres villes de l'Algérie. Il serait superflu d'entrer à ce sujet dans des détails parfaitement connus.

Un des premiers établissements auquel songea l'autorité militaire à notre arrivée à Blidah fut celui d'un dispensaire (1) destiné à la visite et au traitement des filles

______

(1) On a vu, dans le 52ᵉ volume, page 264, du *Recueil de Mémoires de Médecine, Chirurgie et Pharmacie militaires*, qu'un établissement semblable avait été institué à Constantine, et était dirigé par M. le docteur Deleau.

publiques atteintes d'affections vénériennes. J'acceptai
du général Bedeau , alors commandant supérieur (juillet
1840) , la mission de surveiller cette partie si importante de l'hygiène publique ; mais avec l'arrière-pensée
de donner de l'extension à cet établissement , soit en y
traitant les Arabes atteints de maladies graves ou curieu-
ses à observer sous le rapport scientifique, soit en y rat-
tachant le service de la vaccination qui , pour les Européens du moins , nous a fourni les résultats les plus
complets. Rien de plus simple et de moins coûteux que
cet établissement jusqu'ici ; il consiste dans une vaste
maison mauresque toute nue. Lorsqu'une fille , à la visite , est reconnue malade , elle apporte une mauvaise
natte et deux ou trois haïks qui lui serviront de lit. Dans
les commencements , elle était nourrie par les soins du
Mézouar , qui recevait d'elle tous les mois douze francs ,
et elle restait enfermée sous sa responsabilité. Mais cet
état de choses ne pouvait durer ; l'administration a fini
par comprendre qu'il était à la fois et dans son propre
intérêt et dans celui du service , d'organiser les choses
autrement. Elle vient de s'attribuer le revenu du Mézouar
sur les filles publiques , revenu qui , à raison d'une
moyenne de quarante filles toujours présentes à Blidah,
peut s'élever à mille francs environ ; avec cette somme
l'administration peut largement suffire aux besoins de
l'établissement. En attendant, une somme de dix mille
francs vient d'être allouée pour constructions urgentes et
achat de matériel nécessaire. Il y a tout lieu d'espérer ,
d'après les dispositions prises, que, dans quelques mois,
cet établissement ne laissera rien à désirer. (1) Nous

(1) Grace à l'intelligente activité de M Pécoud, commissaire civil,

avons provoqué, par tous les moyens possibles, cette nouvelle création, considérant comme un devoir, tant dans l'intérêt de nos soldats que dans celui de l'avenir de la population de Blidah, d'éclairer l'autorité sur ce point important. D'ailleurs cet établissement ne sera pas toujours un asile offert au vice et à la débauche; peu à peu la pauvreté y fera admettre quelques-uns de ses martyrs, et graduellement, sans secousses, sans ces dépenses considérables de première mise qui effrayent toutes les administrations, un véritable hôpital civil se trouvera fondé à Blidah. En attendant ce moment, voici les observations que nous avons pu recueillir pendant que nous avons été chargé de ce service.

La prostitution, chez les Arabes, est loin d'avoir le caractère que l'opinion publique a justement assigné dans nos pays. Ce n'est pas, comme chez nous, un vice, une tache honteuse, ineffaçable, juste objet d'horreur et de mépris : c'est un état particulier dans lequel une femme entre et dont elle sort de plein gré. Les femmes prostituées sont sous la protection du Mézouar, espèce d'officier public sous les ordres du Hakem, dont les fonctions correspondent assez bien à celles de nos commissaires de police. Il exerce sur elles une autorité illimitée, dont il abuse ordinairement pour en retirer de l'argent, fait très-naturel dans les mœurs arabes; mais il ne souffre pas qu'il soit fait à ses protégées la moindre violence. Du temps

qui a eu tout à fonder et à créer à Blidah, ce dispensaire est aujourd'hui (décembre 1844) tellement bien installé, qu'il pourrait servir de modèle à bien des villes de France, encore privées de ces utiles établissements. Un médecin civil, M. le docteur Decugis, chirurgien major en retraite et un économe, M. Nicaise, en dirigent le service.

des Turcs, lorsqu'une femme, à Blidah, avait à se plain-
dre de son mari ou de sa famille, elle se sauvait chez le
Mézouar : alors le père, le frère ou le mari pouvait l'en
retirer moyennant un prix débattu de part et d'autre ;
sinon elle était déclarée fille publique, c'est-à-dire femme
libre. Elle conquérait le droit de marcher dans les rues
la face découverte, d'assister à toutes les fêtes, sans que
personne, pas même sa propre mère, eût le droit de la
toucher ou de l'injurier. Quand une fille publique veut
rentrer dans la vie commune ou se marier, elle se présente chez le cadi avec deux témoins : là elle déclare que
désormais elle veut vivre en bonne musulmane et observer
la loi. Acte lui est donné de sa déclaration, et personne n'a
le droit de s'enquérir de sa vie antérieure. Nous avons
vu une douzaine de filles quitter ainsi leur vie de débauche ; elles ont toutes épousé des Maures dont la fortune
est bien établie. Les musulmans ne considèrent pas les
filles publiques comme des êtres dégradés, puisqu'elles
fréquentent les meilleures maisons et vont aux bains
public avec leurs propres femmes, ils les croient folles
ou frappées d'un mauvais esprit ; et, bien que le Coran
les menace des flammes éternelles dans l'autre monde
elles doivent conter comme les autres sur la clémence
et la miséricorde infinie de Dieu. Cette clémence, dans
l'opinion ordinairement si puritaine des Arabes pour tout
ce qui a trait aux mœurs extérieures, ne tiendrait elle
pas au mépris qu'ils professent pour la femme en général, mépris que leurs croyances religieuses semblent avoir
consacré, puisqu'on le retrouve chez tous les Orientaux ?

Le nombre des femmes inscrites au dispensaire de

Blidah a singulièrement varié; il est aujourd'hui de trente-sept ; sur ces trente-sept femmes on compte :

Femmes.	Mauresques.	16
id.	Arabes,	13
id.	Kabyles,	6
id.	Négresses,	2
		37

Les Mauresques habitantes des villes se trouvent constamment en majorité; ainsi, chez les Musulmans comme chez les Européens, les villes fournissent beaucoup plus d'aliments à la débauche que le peuple des campagnes.

Sur ces trente-sept femmes, il y a :

Femmes (Mariées),	32
Filles,	5
	37

Et quant au motif probable de leur entrée dans la prostitution, nous trouvons :

Misère,	18	
Mauvais traitements,	12	dans leur intérieur.
Débauche,	5	
Crime,	2	
	37	

La grande proportion des femmes mariées prouve d'autant plus contre la polygamie et les mœurs arabes, que Parent-Duchâtelet, si je ne me trompe, est arrivé, chez nous, où les filles publiques non mariées prédominent, à un résultat opposé. D'ailleurs, parmi les douze femmes qui indiquent les mauvais traitements de leurs maris comme cause de leur entrée dans la prostitution, plusieurs portent les traces de blessures graves. Quant à la misère, c'est surtout depuis le renouvellement des hostilités que cette cause a agi, et je trouve encore ce nombre bien peu considérable, en raison de la grande quantité de familles arabes que les événements de 1839 ont entièrement ruinées. L'influence de cette cause devient évidente en calculant les diverses époques de l'entrée de ces femmes dans la prostitution ; nous trouvons, en effet :

Femmes publiques depuis	5	ans et plus,	4
id.	id.	4 ans	8
id.	id.	3 ans	3
id.	id.	2 ans	1
id.	id.	1 an	7
id.	id.	6 mois	14
			37

Ainsi, de trente-sept femmes existant aujourd'hui, il n'y en a que quatre qui soient filles publiques d'une époque antérieure à 1839.

Remarquons aussi un effet trop réel du contact de notre population européenne toujours croissante et de la garnison de la ville dans le nombre toujours croissant aussi du chiffre des filles publiques inscrites. Il y a un an, nous ne comptions qu'une inscription nouvelle ; depuis moins de six mois, nous en avons quatorze à constater.

Sur ces femmes, ont eu des enfants	16
id. N'en ont pas eu	21

Ce qu'il y a de caractéristique dans ce fait c'est que les seize femmes qui ont eu des enfants étaient toutes mariées, et la plupart d'entre elles ont eu ces enfants avant leur entrée dans la prostitution. C'est le contraire en France. Sous le rapport de l'âge, il y en a :

De 14 à 20 ans	21
De 20 à 25 id.	12
De 25 et au-dessus,	4
	37

Sous le rapport du tempérament, de la constitution et de la taille, nous trouvons :

Tempérament lymphatique, 24 Constitution faible, 14
   id.   Sanguin, 10 id. Moyenne, 18
   id.   Nerveux,   1 id. Forte,   5
   id.   Scrofuleux, 2   —
                                  37
              —
              37

Taille au-dessus d'un mètre cinquante,   16
  id. au-dessous   id.   id.   21
                                  —
                                  37

La taille moyenne est d'un mètre quatre cent quatre-vingt-onze millimètres.

Le tempérament lymphatique est l'attribut des femmes mauresques proprement dites, habitantes des villes. Ce tempérament correspond à ce que l'on observe ailleurs, à Strasbourg en particulier, où règnent aussi les fièvres intermittentes. Les femmes kabyles offrent des types du tempérament sanguin-bilieux plus encore que sanguin pur. J'ai vu quelques femmes arabes, originaires de tribus de l'Atlas, atteintes du goître ; cette maladie, en Afrique, paraît s'attacher, comme en Europe, plus aux localités, à certaines vallées, à certains cours d'eau qu'à l'hérédité dont on ne peut découvrir les traces. Il y a, à Blidah, un arabe et sa femme, tous deux goîtreux, d'une tribu où cette affection est endémique, et dont les enfants, l'un de dix-huit, l'autre de vingt-deux ans, ne portent encore aucune trace de goître.

Sous le rapport des maladies endémo-épidémiques, j'ai interrogé avec soin toutes ces femmes sur les faits antérieurs à leur admission au dispensaire. Toutes ont été ou sont annuellement atteintes de fièvres intermit-

tentes ou de diarrhée, quelques-unes de dyssenterie.
Chez elles, la fièvre est généralement bénigne, se pré-
sentant avec chaleur périodique, avec frisson à peine
marqué et peu de sueur. Ces accès affectent plus particulièrement le type tierce chez les habitants des montagnes, et le type quotidien chez ceux de la plaine. Ces
fièvres arrivent indifféremment l'été ou l'hiver; mais
pendant l'été elles deviennent mortelles et un plus grand
nombre de la tribu en est atteint à la fois. Je n'ose pas
avancer que le type quarte leur soit inconnu; tout ce
que je sais, c'est que, sur plus de six cents indigènes,
soit de Blidah même, soit des tribus environnantes, je
n'en ai jamais rencontré un seul cas. Leurs accès sont le
plus souvent erratiques. Parmi les femmes du dispensaire, j'ai observé peu de cas d'engorgement des viscères
abdominaux; mais, dans les consultations, j'en ai re-
marqué un nombre considérable. Un fait important à
bien constater, c'est que ces trente-sept femmes ont
toutes, *sans aucune exception*, été atteintes de variole
en bas âge. Sur ces trente-sept cas, nous comptons :

Variole bénigne. 29

Id., ayant laissé des traces difformes. 9

La variole, chez les Arabes, sévit cruellement dans
certaines années sous la forme épidémique, mais généralement elle est assez bénigne. Ces peuples, les Kabyles
surtout, connaissent l'inoculation; quelques-uns de leurs
thalebs la pratiquent de temps immémorial dans les tribus qui environnent Blidah : ces cas sont cependant assez
rares. Je n'en ai vu qu'un seul exemple. Quelquefois,
pour éviter la difformité, ils font usage d'un traitement
digne d'attention : aussitôt l'apparition des pustules, ils

couvrent le visage, le corps, les mains, les pieds du malade d'étoupes préalablement macérées dans l'huile, on ne laissant qu'un espace étroit pour le nez, les yeux et la bouche. La période de suppuration arrivée, le malade est lavé, nettoyé et de nouveau passé par une série de couches d'huile. Ils obtiennent par ce moyen, disent-ils, non seulement des cicatrices moins difformes, mais encore une diminution dans la durée et le danger de la maladie. Il est curieux de rapprocher cette pratique des Arabes, des traitements par l'onguent mercuriel ou la pommade soufrée proposés et prônés en France.

Les affections vénériennes observées chez les femmes donnent lieu à peu d'observations. Je trouve, dans mes notes, sur 74 entrées au dispensaire, les maladies suivantes :

Blennorrhagies	vaginales	43
	utérines	4
	uréthrales	2
Chancres avec ou sans vaginite.		20
Adénite inguinale.		1
Symptômes consécutifs.		4
		74

Quant aux autres maladies traitées, nous trouvons :

Fièvres intermittentes.	140
Dyssenteries	9
Teignes.	2
Dartres.	3
Lèpre (traitée sans succès)	1
Affections chirurgicales.	25
Vaccinations.	18

Je ne parlerai pas de notre hôpital militaire actuel, parce qu'on en construit un autre, qui ne sera achevé il est vrai que dans dix-huit mois. Dans le plan que j'ai vu de ce nouvel hôpital, il paraît qu'une plus grande largeur sera accordée aux salles des malades. C'est un grand pas de fait sous le rapport de l'hygiène de ces établissements : éviter l'encombrement, donner à chaque malade la plus grande quantité d'air respirable possible, c'est diminuer les causes de la mortalité. Il serait à souhaiter que ces idées devinssent populaires dans l'armée. Si les fièvres intermittentes n'ont rien à redouter de l'encombrement, il n'en est pas de même des dyssenteries et les dyssenteries en Afrique, sont aussi bien endémiques que les fièvres intermittentes.

En 1840 et 1841, nous avons eu jusqu'à quatre-vingt-treize malades dans les baraques actuelles de l'intérieur et cinquante-un dans celles de l'église. Les dimensions de ces baraques étaient insuffisantes, de sorte que la quantité d'air respirable pour chaque malade a été, en 1840, dans les baraques de l'intérieur qui contiennent quatre-vingt-treize malades, de dix mètres et demi. Maintenant que ces mêmes baraques ne contiennent plus que cinquante-neuf malades, cette quantité est de seize mètres et demi cubes. On voit combien nous sommes encore loin des sages prescriptions du réglement, qui accorde un minimum de 20 mètres cubes pour les fiévreux et blessés, et un de 18 pour les galeux, vénériens et convalescents. Au reste, ces baraques ont été abandonnées cette année ; on a accordé au service hospitalier la moitié de la caserne bâtie nouvellement en face de l'hôpital ; chaque chambre de cette caserne, dans laquelle on place facilement seize on dix-sept lits, petit modèle, donne aussi seize mètres et demi cubes d'air respirable par malade.

Un établissement public de la plus haute importance pour Blidah, c'est la manutention qui est déjà en partie terminée. Les locaux en paraissent bien disposés. Il est seulement à regretter de n'y pas voir un vaste local avec un courant d'air suffisant affecté au *ressuage*, c'est-à-dire au desséchement du pain. Je reviendrai sur ce sujet quand j'en serai au chapitre de l'étiologie.

Les environs de Blidah se composent de bois d'orangers qui entourent immédiatement la ville, depuis la moitié de l'Atlas jusqu'à un kilomètre en descendant vers la plaine; cette couronne toujours vivace ne peut l'abriter toutefois des émanations de la plaine; elle empêche la circulation de l'air dans la ville et en élève la température. La plus utile pour nous des productions du territoire de Blidah, c'est l'oranger qui nous fournit, en hiver, ses fruits délicieux et en été ses fleurs embaumées.

On avait essayé, l'année dernière, de tirer parti de ces fleurs pour en obtenir l'eau distillée de fleurs d'orangers. Le résultat de cette opération n'avait pas été aussi satisfaisant qu'on était en droit de s'y attendre; mais cette année, M. Fortier, pharmacien-major de notre hôpital, a été plus heureux. En modifiant les procédés de distillation, il a obtenu un produit d'une qualité incontestablement supérieure à celui que peut nous offrir le commerce. Cette eau de fleurs d'orangers a un arôme d'une suavité qui lui est propre (1).

(1) Notre habile pharmacien, M. Fortier, a obtenu les même résultats en 1843 et 1844.

Derrière cette ceinture de végétation se développe la fertile plaine de la Métidja. Nous aurons à revenir, en parlant de l'étiologie, sur les influences paludéennes de cette plaine; contentons-nous, pour le moment, de constater qu'on y observe deux sortes de marais, les uns composés de flaques d'eau provenant des pluies d'hiver, et disparaissant par évaporation, à mesure que la température s'élève pendant l'été; les autres, permanents, qui ne disparaissent jamais et qui donnent naissance à une végétation particulière. Une ligne droite tirée du camp de l'Arach, au coude du Mazafran vers l'embouchure de l'Oued-Fatis, figure à peu près l'axe d'écoulement de cette zone marécageuse. C'est pour ainsi dire une vallée sillonnée transversalement par une multitude de ravins torrentueux, et de sources dont le cours se trouve à chaque instant interrompu par des dépôts de limon, une espèce de végétation et des barrages artificiels. Blidah est assez distant de ces marais qui, en raison de l'inclinaison de la plaine dont nous avons parlé, se trouvent au pied du Sahel.

Les principaux points marécageux des environs de Blidah, sont: celui de Soukali auprès de Bouffarik, qui se prolonge à un kilomètre au moins du côté de Blidah, et le marais de l'Oued-Fatis, au nord-est, qui peut avoir cinq mille mètres de long sur mille de large: ces deux marais sont à une distance de trente kilomètres de Blidah : nous avons plus au nord les marais d'Oued-Lalleg, d'une superficie de quatre mille mètres de long sur mille de large; ces deux marais sont encore à vingt kilomètres de la ville. Outre ces grands centres d'infection miasmatique, il y a encore quelques marais beaucoup plus petits, de cinquante à deux cents mètres, par exemple, à une distance moins éloignée de la ville; mais il est positif que, dans un rayon de deux kilomètres et demi à trois kilomètres, on n'en rencontre pas la moindre trace.

CHAPITRE DEUXIÈME.

STASTISTIQUE DES MALADIES.

§ 1er. *Des entrées en général.*

Il restait, au premier janvier 1842, malades,   207

Il en est entré pendant l'année. { par billets,   7402

{ par évacuation,   564

Total,   8173

Ce mouvement considérable est dû au passage continuel des troupes expéditionnaires et surtout aux travaux du camp de la Chiffa, que l'on a dû entreprendre dans une saison défavorable. Il est plus élevé que ceux de 1841 et 1840; et telle est, en Afrique, la fréquence des maladies de nos soldats, que notre petit hôpital reçoit plus de malades que l'hôpital militaire de Strasbourg lui-même; puisque, de 1821 à 1839, le chiffre des malades de ce dernier n'a été qu'une seule fois supérieur au nôtre (*Mémoires de médecine mil.*, t. 51 et 53).

Notre chiffre des entrées de toute l'année se décompose de la manière suivante; nous trouvons :

1er semestre (de janvier à juin),   2573

2e   id.   (de juillet à décembre),   5393

Total -   7966

C'est-à-dire qu'il est plus du double dans le deuxième semestre.

Ainsi se trouve établie, par le seul rapprochement de ces chiffres, l'existence de deux saisons médicales ; l'une, celle d'hiver, est plus favorable à la santé des hommes ; on y observe très-peu d'affections endémo-épidémiques de première invasion : les récidives de ces maladies provenant de la saison précédente, se montrent presque seules, et les affections chroniques consécutives aux maladies endémo-épidémiques, ainsi que les sporadiques, prédominent sur les autres. Dans la seconde saison, le nombre des malades se double, se triple même dans certaines localités : le médecin n'a plus à traiter, soit dans les hôpitaux, soit dans les régiments, soit en ville, qu'une seule maladie, pour ainsi dire, l'intermittence, qui, avec les diarrhées et les dyssenteries, n'épargnent aucun habitant de la Métidja, bien qu'à différents dégrés et sous différentes formes, quels que soient sa constitution, son tempérament, son régime, sa manière de vivre, etc.

Prenons pour exemple de cette influence de la saison épidémique, la récapitulation pure et simple par mois de tout le mouvement des malades de l'année, *restants* et *entrés* additionnés. Nous trouvons en :

Janvier.	432	Juillet.	795
Février.	434	Août.	1570
Mars.	535	Septembre.	1949
Avril.	623	Octobre.	957
Mai.	802	Novembre.	692
Juin.	680	Décembre.	409
Total.	3506	Total.	6372

TOTAL.... 9878

Le mouvement des malades augmente presque régu-
lièrement chaque mois jusqu'au mois de septembre où
il est à son summum ; il décline ensuite en octobre, novembre et décembre. Cet accroissement périodique des
malades est assez régulier dans la plaine de la Métidja.
Il est plus sensible, calculé par trimestre,

Trimestres	1er	1401
	2e	2105
	3e	4314
	4e	2058
		9878

Le troisième trimestre (juillet, août, septembre) offre
un chiffre de malades plus élevé que celui des deux premiers ou du deuxième et du quatrième réunis ; ce sont
donc les mois épidémiques par excellence : enfin le chiffre
de 3506 pour le premier semestre comparé à celui de
6372 pour le

Total.   9878

deuxième semestre, nous ramène aux proportions pré-
cédemment établies dans la balance des malades des deux
saisons médicales. Il est assez singulier qu'un fait aussi
positif, décrit et signalé par les premiers médecins qui
ont abordé l'Algérie (Mémoire de MM. Antonini et Mon-
nard frères), ait trouvé des contradicteurs. En présence
de chiffres aussi précis, qui se répètent chaque année
avec une régularité telle que le nombre des malades de
la deuxième saison est constamment le double de celui de
la première, que penser du passage suivant d'un patho-
logiste moderne ? « D'après toutes ces considérations,
« il est facile de voir combien est singulière l'opinion de

« certains auteurs, qui, appuyés sur une observation
« *étriquée* et bornée *à une seule localité*, prétendent gé-
« néraliser ce qui est particulier *à leur village*, et qui,
« se posant en législateurs de la sience, avançant d'un
« *ton doctoral* que les épidémies de fièvres marécageuses
« se manifestent à une époque de l'année en quelque sorte
« sacramentelle. » Mais Blidah seul ne nous fournit pas
de semblables résultats : Bône, par l'intermédiaire de M.
Maillot, nous offre de 1834 à 1835, une année épidémique ainsi composée :

Janvier (1).	415	Juillet.	498
Février.	57	Août.	389
Mars.	54	Septembre.	291
Avril.	93	Octobre.	269
Mai.	152	Novembre.	382
Juin.	312	Décembre.	558
		TOTAL.	3470

Quelque désavantageux que paraissent au premier
abord, pour mon opinion, les chiffres et l'exemple que
je cite, je trouve encore

Dans le 1er semestre,   1083
Dans le 2e   id.   2387

    3470

(1) M. Maillot n'ayant pris son service que le 9 Février 1834, j'ai
emprunté le chiffre du mois de janvier 1835 pour compléter une
année entière.

C'est-à-dire que, dans des conditions *totalement différentes de celle de Blidah*, nous voyons le nombre des
malades augmenter du double dans la deuxième saison.

Oran, suivant M. Marseilhan, médecin en chef de cet
hôpital en 1836 et 1837, nous donne (*Mémoires de mé-
cine, chirurgie et pharmacie mil.*, t. 52, p. 142 et 143)
les résultats suivants,

	1838	1839		1838	1839
Janvier.	111	195			
Février.	97	109			
Mars.	113	111	....	883	924
Avril.	150	118			
Mai.	180	162			
Juin.	232	229			
Juillet.	330	324			
Août.	356	343			
Septembre.	376	304			
Octobre.	337	279	....	1856	1643
Novembre.	275	249			
Décembre.	182	111			

Les deux premiers semestres réunis
nous donnent. 1807
Les deux seconds.................. 3499

Total..... 5306

C'est toujours le même résultat ; c'est l'élévation au double du chiffre des malades dans la deuxième saison. Ainsi, les observateurs d'Alger, de Blidah, de Bône et d'Oran, placés dans des conditions si diverses, consultés dans des années si différentes, s'accordent à reconnaître un fait tellement inhérent à la nature même des maladies du nord de l'Afrique et tellement constant dans son retour annuel, qu'il doit être considéré comme une loi positive ; en voici encore une preuve : c'est le mouvement général de tous les hôpitaux militaires de l'Algérie pendant une année.

Les conclusions tirées de ce document officiel (1) doivent mettre la question hors de doute.

Le mouvement général des hôpitaux militaires de l'Algérie pendant l'année 1844, donne, en ne considérant que les entrants par billets et par évacuation.

1ᵉʳ semestre..	Entrants par billet. . . 30,051	⎫ 39,908 (Total).
	id. par évacuation. 9,857	⎭
2ᵉ id.	Entrants par billet. . . 58,332	⎫ 74,379 (Total).
	id. par évacuation. 16,047	⎭

Voici maintenant les entrants par trimestre :

1ᵉʳ trimestre 15,582   3ᵉ trimestre 50,937.
2ᵉ   id.   32,331   4ᵉ   id.   32,442.

Les hôpitaux réunis de l'Algérie nous donnent donc en masse les mêmes résultats que les quatre hôpitaux que j'ai cités en particulier ; ce sont encore les mois de juillet, août et septembre qui constituent, comme à Blidah, les trimestres les plus élevés en malades,

(1) État des Établissements français dans l'Algérie en 1841, page 67.

Nos entrées par évacuation en 1842 sont de beaucoup inférieures aux entrées par billet ; les 564 malades désignés nous ont été évacués par les hôpitaux de Milianah, de Médéah et par les ambulances. Sur ce chiffre de 564 , on compte 279 affections chroniques consécutives aux maladies endémo-épidémiques ; c'est à peu près la moitié. Lors de l'exécution des travaux de route , soit dans la plaine , soit dans la montagne , les corps situés dans des camps éloignés les uns des autres nous ayant envoyé leurs malades , par troupes quelquefois assez nombreuses , ces entrées , comptées comme ayant lieu par billet , pourraient avec plus de raison être considérées comme faites par évacuation, d'autant plus que ces malades avaient été soumis pour la plupart à un traitement préalable sous la tente. Quant aux évacuations des hôpitaux de Médéah et de Milianah , c'est en octobre et en novembre surtout qu'elles ont été le plus nombreuses.

§ 2.

Des sorties en général et des évacuations.

Nous comptons en 1842 :
Sortis par billet ,	2985
Sortis par évacuation ,	4715
	7700

Les sorties par évacuation atteignent presque le double des sorties par billet. Cette circonstance est particulière à l'hôpital de Blidah. Cet hôpital, point central où aboutissent les malades des colonnes expéditionnaires , n'offre qu'un nombre de places singulièrement restreint eu égard à l'affluence des malades. Cette pénurie des locaux nous a souvent mis dans de grands embarras et a failli plusieurs fois compromettre le service tout entier. Lorsque l'hôpital de l'intérieur était plein , lorsque les baraques de l'église et celles du train dont j'ai parlé étaient encombrées , force nous était de réclamer du sous-intendant militaire des moyens de transport pour une évacuation; mais souvent, par le fait des événements de la guerre, les moyens venant à manquer , il nous fallait garder tous ces malades. Mais bientôt , instruits par l'expérience , nous parvînmes à parer aux graves inconvenients de cet encombrement momentané en classant autant que possible les malades par nature et par gravité de maladies. Nous fîmes placer dans les grands lits de l'intérieur, suffisamment espacés, les malades les plus graves et nous réservâmes, dans ces mêmes baraques, quelques lits toujours vacants pour les cas graves échéants, et nous insistâmes pour que l'on ne plaçât dans les baraques de l'église et du train que les maladies simples et les convalescents. Ces dispositions , suivies avec persévérance depuis deux ans, nous ont donné les meilleurs résultats. Combattre l'encombrement par le classement même des maladies, est en Afrique, et pendant les mois épidémiques surtont, une méthode sûre de diminuer les chances générales de mortalité. Un second moyen, dont l'importance n'est pas moindre, consiste dans le choix des hommes à évacuer. Malheureusement nous n'avons pas toujours été maître de déterminer ce choix comme nous l'eussions voulu. L'affluence des malades était si considérable que force nous était d'évacuer coup sur coup , pour ne pas laisser de malades coucher sans abri dans les cours de l'hôpital. C'est ainsi que, dans une semaine du mois de septembre ; nous avons été forcé de recevoir et d'évacuer plus de 700 malades. Mais quand nous avons été maître du choix des hommes à évacuer nous avons toujours désigné, soit de véritables convalescents mangeant au minimum le quart , soit des affections chroniques , comme des ascites, des diarrhées, des dyssenteries, etc, assez peu avancées pour que les malades pussent arriver sains et saufs à Alger , et même de là , s'il était jugé convenable, être évacués sur la France. Quant aux autres maladies chroniques , de quelque nature qu'elles fussent, dont les désordres anatomiques étaient évidents nous les avons gardées dans notre service, fort peu soucieux d'augmenter le chiffre de mortalité de l'hôpital , parce qu'au fond nous nous étions formé la conviction qu'en agir ainsi c'était, après tout , diminuer les chances générales de la mortalité sur toute l'armée. Quelques faits, malheureusement trop rares, nous encourageaient de temps à autre à persister dans cette conduite. Nous avons vu des hommes dans un état voisin du marasme , qui n'auraient pu supporter les cahots de la voiture pendant cent pas, parvenir, au bout de trente ou quarante jours , à se remettre assez pour pouvoir alors être évacués avec succès. Loin de nous la pensée de vouloir prouver par là, ou que nous avons bien fait, ou que nous avons mieux fait que les autres; en racontant nos efforts, nous montrons le but que nous avons cherché à atteindre, la tendance qui les a dirigés, ainsi que les obstacles qu'il a fallu combattre. On comprendra facilement que 4,715 évacués dans une année , chiffre qui comporte le sixième environ de toutes les évacuations des hôpitaux de l'Algérie (qui est de 30,090 sur le tableau précédent), on comprendra, dis-je, qu'un mouvement aussi rapide n'ait pu s'effectuer sans donner lieu à des désignations parfois fautives; seulement je crois qu'elles ont été nombreuses : voici du reste comment ce mouvement se décompose mois par mois.

ÉVACUATIONS SUR ALGER.

MOIS DE	NOMBRE d'évacuations.	TRIMESTRES	SEMESTRES.	TOTAL DE l'année.
Janvier.	75			
Février.	99	437		
Mars.	263		1466	
Avril.	282			
Mai.	458	1029		
Juin.	289			4715
Juillet.	172			
Août.	1048	2560		
Septembre.	1340		3249	
Octobre.	155			
Novembre.	432	689		
Décembre.	102			
Totaux.	4715	4715	4715	4715

Le trimestre le plus élevé est et doit être le troisième, celui des mois épidémiques, puisqu'il correspond à l'affluence des entrants; et dans ce trimestre le mois de septembre est le plus chargé, puisque dans ce mois nous avons atteint le chiffre de 1340 évacués.

Sur ces douze mois, il y en a cinq pendant lesquels le chiffre des malades sortis par évacuation est inférieur à ceux sortis par billet : ce sont les mois de

Janvier; février, juillet, octobre, décembre.

Dans les autres mois de l'année, c'est-à-dire en :

Mars, avril, mai, juin, août, septembre et novembre,,

le chiffre des évacués l'emporte sur celui des sortis par billet.

Le chiffre total des évacués, comparé à celui des entrants, nous donne :

Pour toute l'année   1 évacué sur 1, 69 entrants.
   id. le 1er trimestre   1   id.   2, 06   id.
   id. le 2e   id.   1   id.   1, 63   id.
   id. le 3e   id.   1   id.   1, 86   id.
   id, le 4e   id.   1   id.   2, 26   id.

Ces résultats sont peu significatifs ; les évacuations dépendant plus encore des accidents de la guerre et de la saison que de la nécessité en elle-même d'évacuer telle ou telle classe de malades, soit pour les faire changer d'air, soit pour faciliter leur rentrées en France, etc. La très-légère différence qui existe à toutes les époques de l'année entre le chiffre des entrants et celui des évacués, nous indique cependant ce que nous savions déjà, qu'à Blidah ces évacuations ont dû presque toujours être proportionnées au nombre des entrants. Voici maintenant quel est l'ordre de gravité des maladies qui ont nécessité ces évacuations.

1o CONVALESCENTS D'AFFECTIONS GRAVES.

Fièvres quotid. pernicieuses	44
id. subintrantes pernicieuses	3
id. rémittentes id	9
Dyssenteries chroniques	3
Diarrhées chroniques	55
Ascites	23
Anasarques	17
Hypertrophies des organes abdom	30
Gastro-entérites chroniques	4
id. typhoïdes	12
Angines	2
Bronchites chroniques	10
Méningites	3
Manie	1
Maladies organiques du cœur	7

223

2o CONVALESCENTS D'AFFECTIONS SIMPLES, 4492

Total   4715

Comme on le voit, les affections légères qui ont été évacués sur les hôpitaux d'Alger, l'emportent de beaucoup sur les maladies graves que nous avons été forcé d'y ajouter. Voici maintenant ces mêmes maladies rangées par genre et d'après le classement des tableaux trimestriels :

Affections endémo-épidémiques de 1re invasion,	1541
id. id. id. id. récidivées,	1981
id. consécutives aux maladies endémo-épid.,	602
id. sporadiques ou intercurrentes,	383
id. indépendantes de l'action endémo-épid.,	208

Total   4715

Relativement aux affections chroniques, il faut remar-

que ces 602 évacués correspondent aux indications suivantes :

Ascites, ... 23
Anasarques 17
Hypertrophies des organes abdom. 30
Convalescences de fièvre interm. . . 532
____

Total 602

d'où il appert que les affections chroniques proprement
dites ne composent pas le sixième de ce chiffre.

§ 3.

Affections endémo-épidémiques.

Les affections endémiques, propres au territoire de
l'Algérie, sont les fièvres intermittentes ou rémittentes de
tous les types, les névroses périodiques, les diarrhées
et les dyssenteries. Ces maladies, si différentes sous tant
de rapports, sont unies par le lien puissant d'une origine commune, de causes semblables qui leur impriment
une marche et souvent des terminaisons identiques.
Ainsi réunis, les membres de cette nombreuse famille
nous ont donné, en 1842, les résultats suivants :

Il restait au 1er janvier.   147
Entrés { par billet, ...   5781
        { par évacuation, ...   237 } 6165
Sortis { par billet , ...   2318
        { par évacuation, ...   3522 } 6165
        Morts, ...   221
Restant le 31 décembre.   104

En ajoutant à ce tableau le chiffre des affections chroniques consécutives à ces mêmes maladies endémo-épidémiques, nous trouvons les chiffres suivants :

6

Restants le 1er du mois, ... 164
Entrés { par billet, ... 6362 } 7042
{ par évacuation, ... 546 }

Sortis { par billet, ... 2560 }
{ par évacuation, ... 4424 } 7042
{ Morts, ... 232 }
Restants le 31 décembre, ... 126)

Il est curieux de comparer ces chiffres à ceux des autres maladies traitées en même temps et pendant le cours de la même année dans le même service. Ces dernières affections ne nous donnent que 1088 entrants, et ce chiffre, comparé à celui des affections endémo-épidémiques qui est de 6878, nous donne pour résultat 1 sur 6,32. C'est-à-dire, en négligeant les fractions, que sur cent entrants à l'hôpital de Blidah, quatre-vingt-cinq sont atteints d'affections endémo-épidémiques et quinze seulement d'autres maladies. Cette prédominance des affections endémo-épidémiques, calculée ici sur la somme des entrants de toute l'année, varie selon les trimestres. Sur cent entrants, elle est dans le :

1er trimestre de 66,08 entrants, affection endémo-épid. sur 33,97
d'autres affections.

2°	id.	de 78,08	id.	id.	id.	sur 21,92 id
3°	id.	de 87,13	id.	id.	id.	sur 12,87 id
4°	id.	de 87,05	id.	id.	id.	sur 12,95 id

Le nombre des affections endémo-épidémiques décrit un cercle annuel, à Blidah du moins, dont le maximum paraît correspondre au mois de septembre et le minimum vers le mois de février. La constance de ces rapports annuels vient encore à l'appui de ce que nous avons dit plus haut, en parlant des saisons médicales. Nul doute, au reste, qu'il ne varie quelquefois, soit en raison des époques, soit en raison de l'intensité des affections endémo-épidémiques , par une multitude de circonstances comme celles de l'invasion d'une épidémie nouvelle , de la constitution médicale ou atmosphérique, etc.

A. *Des Invasions.*

Le calcul des entrants atteints d'affections endémo-épidémiques, soit par billet, soit par évacuation, considéré sous le rapport de l'invasion, nous amène aux résultats suivants :

MOIS DE	PREMIÈRE invasion.	TRIMESTRES	RÉCIDIVES.	TRIMEST...
Janvier.	41		92	
Février.	78	225	125	407
Mars.	106		192	
Avril.	120		308	
Mai.	204	517	355	831
Juin.	195		168	
Juillet.	214		242	
Août.	607	1436	528	1498
Septembre.	615		728	
Octobre.	120		427	
Novembre.	59	236	287	868
Décembre.	57		154	
Totaux. . . .	2414	2414	3604	3604

La même loi d'accroissement et de décroissement annuel dans le nombre de ces maladies s'applique aussi bien aux premières invasions qu'aux récidives ; quant aux affections de première invasion comparées aux récidives, elles nous donnent, sur cent malades, soixante affections récidivées et quarante seulement de première invasion. Mais la proportion de ces maladies change beaucoup, si on les considère à des époques différentes de l'année. Ainsi les quatre mois de novembre, décembre, janvier et février, comparés aux quatre mois de juillet, août septembre et octobre, nous donnent les moyennes proportionnelles suivantes :

Mois d'hiver, sur 100 entrants : | 1re invasion, 26, 87
Malades de | Récidives, 73, 63

Mois d'été, sur 100 entrants : | 1re Invasion, 44, 81
Malades de | Récidives, 55, 63

Nous ferons observer que ces chiffres, parfaitement vrais pour l'année 1842 qui nous les fournit, doivent varier en raison de circonstances que les moyens statistiques ne peuvent atteindre que difficilement. Qu'un régiment arrive subitement de France tenir garnison dans une localité ; qu'un autre, ce qui se présente fréquemment, surtout pendant les mois d'hiver, reçoive tout à coup une certaine quantité de conscrits, il est évident que le nombre total des affections de première invasion s'élèvera brusquement, surtout pendant l'été.

B. *Des Complications.*

Sous le rapport de la gravité et de l'intensité des maladies, nous arrivons au résultat suivant pour les fièvres intermitentes seulement :

MOIS DE	FIÈVRES intermittentes simples.	FIÈVRES intermitt. COMPLIQUÉES	FIÈVRES intermittentes PERNICIEUSES.
Janvier.	73	50	1
Février.	110	91	2
Mars.	123	94	7
Avril.	320	103	4
Mai.	393	131	5
Juin.	247	100	7
Juillet.	312	112	10
Août.	669	406	26
Septembre.	741	542	46
Octobre.	399	123	2
Novembre.	244	67	0
Décembre.	138	57	2
Totaux.....	3769	1876	112

Ce qui nous donne pour moyenne proprtionnelle :

Sur cent entrants.
- Fièvre simple 66
- Id. Compliquée. 32
- Id. Pernicieuse. . . . 2

L'augmentation dans les complications, et par conséquent dans la gravité des fièvres intermittentes, suit un
mouvement régulier d'ascension jusqu'en septembre;
et, de là, commence à décroître sensiblement jusqu'au
mois de janvier. Il serait important de savoir quel est
le genre de complications prédominant, et si ces maladies suivent une ligne d'augmentation et de décroissance proportionnelles entre elles d'abord et aux fièvres

intermittentes qu'elles accompagnent. On conçoit combien ce travail eût été difficile à exécuter sur un nombre de malades aussi élevé que celui sur lequel nous opérons. Quant aux fièvres pernicieuses, elles augmentent aussi de nombre avec la saison ; mais elles se doublent, se triplent même brusquement en juillet, août et septembre pour retomber aussi subitement presqu'à zéro dans les mois suivants :

Voici maintenant la marche particulière des diarrhées et des dyssenteries.

MOIS DE	DIARRHÉES										DYSSENTERIES										des deux Total général
	SIMPLES.			COMPLIQUÉES.			CHRONIQUES.			TOTAL GÉNÉRAL.	SIMPLES.			COMPLIQUÉES.			CHRONIQUES.			TOTAL GÉNÉRAL.	
	1re invasion.	Récidive.	TOTAL.	1re invasion.	Récidive.	TOTAL.	1re invasion.	Récidive.	TOTAL.		1re invasion.	Récidive.	TOTAL.	1re invasion.	Récidive.	TOTAL.	1re invasion.	Récidive.	TOTAL.		
Janvier.	6	9	15	1	4	5	»	4	4	24	8	2	10	»	2	2	3	»	3	15	39
Février.	8	11	19	5	4	9	»	2	2	30	11	4	15	1	6	7	»	»	»	22	52
Mars.	13	3	16	»	2	2	2	1	3	21	8	»	8	1	»	1	»	»	»	9	30
Avril.	17	17	34	1	4	5	»	1	1	40	19	»	19	»	2	2	»	»	»	21	61
Mai.	51	17	68	4	3	7	1	6	7	82	28	»	28	3	3	6	»	1	1	35	117
Juin.	64	17	81	3	»	3	1	6	7	91	28	»	28	2	7	9	»	»	»	37	128
Juillet.	30	24	54	7	4	11	2	14	16	81	24	»	24	»	5	5	»	»	»	29	110
Août.	65	46	111	22	17	39	4	13	17	167	45	4	49	10	1	11	»	1	1	61	228
Septembre.	45	24	79	34	19	53	»	12	12	144	23	7	30	5	2	7	»	1	1	38	182
Octobre.	21	13	35	3	3	6	1	19	20	61	5	»	5	»	2	2	»	1	1	8	69
Novembre.	14	25	39	1	1	2	1	24	25	66	10	4	14	3	1	4	1	»	1	19	85
Décembre.	12	10	22	1	1	2	1	10	11	35	7	»	7	1	»	1	»	3	3	11	46
TOTAUX. . .	346	216	573	82	62	144	13	112	125	842	216	21	237	26	31	57	4	7	11	305	1147

Les diarrhées et dyssenteries suivent la marche proportionnelle d'augmentation et de diminution des fièvres intermittentes. C'est encore dans les mois épidémiques qu'elles sont le plus nombreuses, preuve de leur identité d'origine ; seulement, c'est au mois d'août, au lieu de septembre, comme les fièvres, qu'elles sont le plus fréquentes ; remarquons que cette légère différence peut tenir à une évacuation plus ou moins forte survenue plutôt dans un mois que dans tout autre. Comme les fièvres intermittentes, ces deux ordres de maladies augmentent généralement ; mais cependant elles présentent en elles mêmes quelques différences bonnes à noter : ainsi, pour les diarrhées chroniques, c'est le dernier trimestre qui est le plus nombreux : nous avons observé le même fait les années précédentes. Il n'en est pas ainsi des diarrhées compliquées dont le total, dans le troisième trimestre, est triple de la somme des trois autres trimestres réunis. Ces circonstances s'expliquent : l'état chronique, d'après les lois connues de la pathologie physiologique, ne s'établit pas d'emblée chez un malade atteint de diarrhée ; en effet, sur cent vingt-cinq diarrhées chroniques que comporte le tableau précédent, il n'y en a que treize de première invasion. Produit de réactions nombreuses qui ont frappé le tube digestif et surtout le colon, la maladie ne désorganise que lentement ces organes, et la saison d'hiver qui suit la saison épidémique, en agissant d'une manière fâcheuse sur les fonctions de la peau, multiplie les rechûtes et amène bientôt la mort avec le marasme. C'est dans cette saison que les malheureux diarrhéiques semblent se donner comme le rendez-vous de la mort.

L'autre forme de colite, la dyssenterie, suit la marche annuelle des affections endémo épidémiques ; mais sur trois cent cinq cas, nous n'en trouvons que onze à l'état chronique et que cinquante sept compliqués d'autres maladies. Elles sont donc généralement peu graves à Blidah, et ce n'est pas là, comme dans d'autres localités de l'Algérie, que nous irons chercher les éléments de notre mortalité. Le point de vue sous lequel il est le plus curieux de les étudier, c'est celui de leur invasion

Sur 305 dyssenteries traitées à l'hôpital, nous en trouvons :

De première invasion 246
   Récidivées.   59
          ———
          305

Cette différence considérable tient-elle à la nature même de la maladie ? En est-il, par exemple, de la dyssenterie comme de certains exanthèmes qui ne récidivent, chez le même individu, qu'avec la plus grande difficulté ? Cette opinion, déjà émise par quelques observateurs, se trouverait fortement étayée par nos chiffres,

C. *Des types.*

MOIS DE	Quartes.	Tierces.	Double tierces.	Quotidiennes.	Subintrantes.	Rémittentes	TOTAL.
		FIÈVRES.					
Janvier.	2	27	»	60	»	5	94
Février.	2	55	2	89	»	1	149
Mars.	2	91	7	151	1	15	267
Avril.	3	127	1	231	2	3	367
Mai.	4	161	»	255	8	15	438
Juin.	1	71	»	130	4	27	233
Juillet.	»	56	3	249	»	32	340
Août.	3	200	3	565	»	121	892
Septembre.	»	217	3	649	»	299	1168
Octobre.	1	107	4	314	»	52	478
Novembre.	2	65	»	174	»	17	258
Décembre.	1	29	1	117	»	17	165
Totaux.	21	1206	24	2984	10	604	4849

Il résulte de ce tableau que, sur cent entrants atteints de fièvre intermittente, les types se distribuent de la manière suivante :

Type quarte,		0, 43
id.	Tierce,	24, 87
id.	Double tierce	0, 49
id.	Quotidien,	64, 56
id.	Subintrant,	0, 21
id.	Rémittent,	12, 44
		100, 00

Le type quotidien, dans les fièvres des plaines d'Afrique, est de beaucoup plus nombreux que les autres, puisqu'il comprend à lui seul les deux tiers de tous les entrants; vient ensuite, sous le rapport de la fréquence, le type tierce et le type rémittent ou pseudo-continue, qui n'est moins considérable que de la moitié. Cette observation est en contradiction avec ce que l'on observe dans d'autres localités du nord , à Strasbourg entr'autres : « Ces affections. dit M. Pascal , page 43, en parlant des « fièvres intermittentes , se sont présentées ordinaire- « ment avec le type tierce et quotidien dans le rapport « de huit tierces pour deux quotidiennes. »

Résumé des types par saisons.

TRIMESTRE.	QUARTE.	TIERCE.	DOUBLE TIERC.	QUOTIDIEN.	SUBINTRANT.	RÉMITTENT.
PREMIER.	1,17	33,92	1,76	58,84	0,19	4,12
DEUXIÈME.	0,78	34,59	0,09	59,32	0,86	4,36
TROISIÈME.	12	19,72	0,38	60,95	»	18,83
QUATRIÈME.	0,44	22,33	0,55	67,14	»	9,54
Moyenne de l'année..	0,43	24,87	0,49	61,56	0,21	12,44

Ce résumé des types nous fournit cet enseignement :
1º Que le type tierce est de beaucoup plus fréquent dans

le premier semestre que dans le second ; 2₀ que le type quotidien se multiplie, au contraire , dans les derniers mois de l'année ; 3° que la forme rémittente ou pseudo-continue des maladies semble être spéciale au troisième trimestre où on la voit subitement s'accroître pour cesser presque aussitôt ; 4° et qu'enfin, les fièvres quartes doubles tierces et subintrantes sont extrêmement rares dans quelque saison que ce soit.

D. *Des heures des accès.*

Les heures qu'affectent les fièvres intermittentes dans leurs retours périodiques m'ont semblé utiles à calculer. Sans doute que les grands phénomènes du globe terrestre, tels que la chaleur, l'électricité, le magnétisme, le mouvement diurne et annuel de la terre, le retour successif des saisons , etc. , en modifiant l'organisme , sont les causes premières des *variations* qu'affectent les heures des accès dans certains cas donnés : voici du moins ce que nous laisse entrevoir le calcul à ce sujet. Nous avons recueilli les heures de 2762 accès de fièvre intermittente, *telles que le malade nous les indiquait à son entrée à l'hôpital.* Nous avons divisé ces renseignements en trois tableaux : le premier comprenant la somme totale des accès, abstraction faite du type et de l'invasion des fièvres dans leur rapport avec les différentes heures de la journée, et les deux autres tableaux contenant la somme des heures en rapport avec le type et l'invasion des fièvres.

HEURES DES ACCÈS. (1er Tableau.)

DE MINUIT A MIDI.

SECONDE PÉRIODE

DE MIDI A MINUIT.

PREMIÈRE PÉRIODE

Plein Jour. — *Plein Jour.*

Matinée. — *Soirée.* — *Crépuscule.* — *Pleine Nuit.* — *Aube.* — *Pleine Nuit.*

XII | XI | X | IX | VIII | VII | VI | V | IV | III | II | I | XII | XI | X | IX | VIII | VII | VI | V | IV | III | II | I

284 | 183 | 309 | 227 | 196 | 145 | 106 | 78 | 48 | 38 | 24 | 18 | 23 | 66 | 43 | 69 | 62 | 169 | 104 | 88 | 106 | 159 | 96

776. — 361. — 568. — 361. — 278. — 174. — 107. — 137.

2762

Heures des accès (IIe TABLEAU).

HEURES des ACCÈS.	FIÈVRES QUOTIDIENNES de 1re invasion et récidivées.					FIÈVRES TIERCES de 1re invasion et récidiv.				
	1er trimestre.	2e trimestre.	3e trimestre.	4e trimestre.	TOTAL.	1er trimestre.	2e trimestre.	3e trimestre.	4e trimestre.	TOTAL.
Minuit.	5	13	14	5	37	2	4	2	3	11
1 heure.	»	2	8	3	13	2	»	5	4	11
2 —	1	8	14	5	28	»	7	2	1	10
3 —	2	9	10	3	24	6	8	5	2	21
4 —	4	13	14	7	38	8	19	10	9	46
5 —	4	12	15	11	42	10	11	8	7	36
6 —	10	24	26	18	78	8	11	9	10	38
7 —	12	12	34	16	74	15	27	11	18	71
8 —	16	33	42	34	125	19	23	14	15	71
9 —	11	37	62	45	155	17	26	14	15	72
10 —	14	44	64	69	191	10	51	26	31	118
11 —	15	25	50	30	120	19	23	9	12	63
Midi.	14	41	96	58	209	11	25	16	23	75
1 heure.	7	10	28	19	64	3	14	5	10	32
2 —	8	23	48	33	112	8	13	11	15	47
3 —	10	7	31	25	73	4	6	7	16	33
4 —	10	14	22	19	65	4	8	7	4	23
5 —	16	18	18	19	71	8	10	10	5	33
6 —	21	44	44	28	137	4	11	11	6	32
7 —	6	7	13	14	40	7	8	6	1	22
8 —	9	15	12	13	49	1	10	2	7	20
9 —	2	8	20	6	36	1	3	1	2	7
10 —	7	16	17	15	55	1	4	4	2	11
11 —	3	3	4	6	16	1	4	2	»	7
	207	438	706	501	1852	169	326	197	218	910
										2762

HEURES DES ACCÈS

HEURES des accès	FIÈVRES DE PREMIÈRE INVASION.										FIÈVRES				
	FIÈVRES QUOTIDIENNES.					FIÈVRES TIERCES.					FIÈVRES QUOTIDIENNES				
	1re trimestre.	2e trimestre.	3e trimestre.	4e trimestre.	TOTAL.	1er trimestre.	2e trimestre.	3e trimestre.	4e trimestre.	TOTAL.	1er trimestre.	2e trimestre.	3e trimestre.	4e trimestre.	TOTAL.
Minuit	4	8	8	»	20	»	1	»	»	1	1	5	6	5	17
1 hre.	»	»	4	2	6	»	»	»	1	1	»	2	4	1	7
2 —	1	2	4	3	10	»	2	»	1	3	»	6	10	2	18
3 —	»	3	6	»	9	1	»	»	1	2	2	6	4	3	15
4 —	1	4	5	2	12	1	3	3	»	7	3	9	9	5	26
5 —	2	2	8	3	15	3	1	»	1	5	2	10	7	8	27
6 —	4	7	10	4	25	»	2	1	2	5	6	17	16	14	53
7 —	6	5	17	3	31	4	3	1	7	15	6	7	17	13	43
8 —	5	9	22	7	43	3	1	1	2	7	11	24	20	27	82
9 —	4	10	28	7	49	3	5	6	3	17	7	27	34	38	106
10 —	7	10	29	6	52	2	10	4	»	16	7	34	35	63	139
11 —	7	6	25	5	43	2	3	1	1	7	8	19	25	25	77
Midi.	6	15	41	3	65	2	2	1	3	8	8	26	55	55	144
1 hre.	2	5	10	4	21	»	2	2	1	5	5	5	18	15	43
2 —	2	8	27	5	42	»	3	1	1	5	6	15	21	28	70
3 —	7	1	20	5	33	1	1	3	»	5	3	6	11	20	40
4 —	7	12	13	3	35	1	»	1	1	3	3	2	9	16	30
5 —	8	9	11	4	32	2	1	1	1	5	8	9	7	15	39
6 —	8	25	24	6	63	»	2	»	»	2	13	19	20	22	74
7 —	3	2	8	5	18	3	1	1	»	5	3	5	5	9	22
8 —	4	6	5	2	17	1	2	2	»	5	5	9	7	11	32
9 —	»	5	11	1	17	»	1	1	1	3	2	3	9	5	19
10 —	4	11	10	1	26	»	2	»	1	3	3	5	7	14	29
11 —	2	2	2	»	6	»	2	1	»	3	1	1	2	6	10
	94	167	348	81	690	29	50	31	28	138	113	271	358	358	1162

(III TABLEAU.)

| RÉCIDIVÉES. | | | | | PREMIER SEMESTRE. | DEUXIÈME SEMESTRE. | TOTAL DE L'ANNÉE. |
| FIÈVRES TIERCES. | | | | | | | |
1er trimestre.	2e trimestre.	3e trimestre.	4e trimestre.	TOTAL.			
2	3	2	3	10	21	27	48
2	»	5	3	10	7	17	24
»	5	2	»	7	13	25	38
5	8	5	1	19	11	34	45
7	16	7	9	39	19	65	84
7	10	8	6	31	20	58	78
8	9	8	8	33	30	86	116
11	24	10	11	56	46	99	145
16	22	13	13	64	50	146	196
14	21	8	12	55	66	161	227
8	41	22	31	102	68	241	309
17	20	8	11	56	50	133	183
9	23	15	20	67	73	211	284
3	12	3	9	27	26	70	96
8	10	10	14	42	47	112	159
3	5	4	16	28	38	68	106
3	8	6	3	20	38	50	88
6	9	9	4	28	37	67	104
4	9	11	6	30	65	104	169
4	7	5	1	17	23	39	62
»	8	»	7	15	22	47	69
1	2	»	1	4	20	23	43
1	2	4	1	8	29	37	66
1	2	1	»	4	9	14	23
140	276	166	190	772	828	1934	2762

Il résulte de ce travail :

1o Que les accès sont presque deux fois plus fréquents de minuit à midi que de midi à minuit ;

2o Que les heures où ils sont le plus nombreux sont de dix heures à midi , et en particulier à dix heures du matin ;

3o Que les heures qui fournissent le moins d'accès sont celles de dix heures du soir à trois heures du matin ;

4o Que de minuit à midi les accès augmentent en nombre d'heure en heure et d'une manière assez régulière , et qu'une décroissance semblable s'observe de midi à minuit ;

5o Que la différence des types quotidien et tierce change peu de chose à cette progression. Remarquons cependant que les fièvres quotidiennes, après l'heure de midi , affectent tout particulièrement six heures du soir , tandis que les fièvres tierces sont constamment plus nombreuses à dix heures du matin qu'à toute autre heure ;

6o Que cette observation s'applique plus aux affections de première invasion pour les fièvres quotidiennes , et aux récidives pour les fièvres tierces ;

7o Que, dans les mois de juillet , août et septembre. l'heure de midi ou les heures approchantes sont toujours les plus nombreuses en accès ; tandis qu'ils subissent des variations assez notables dans les autres trimestres et surtout dans le dernier.

§ 4.

Des affections chroniques consécutives à l'action endémo-épidémique.

Parmi les affections chroniques que laissent après elles les fièvres intermittentes sous tous les climats, il faut admettre l'état d'énervation, d'anémie qui en signale les prétendues convalscences, état qui rend pour longtemps nos soldats impropres au service, et sous l'empire duquel se succèdent les récidives.

Rien de plus vrai, de plus commun que cet état morbide chez nos soldats en Afrique. A l'impossibilité quelquefois radicale d'exécuter le moindre mouvement, se joignent des douleurs vives affectant le plus communément les membres inférieurs et suivant le trajet des aponévroses et des tendons, un facies jaune-paille, blême ou bouffi, la langueur de toutes les fonctions, le trouble de la nutrition, etc., caractérisent cet état quelquefois persistant de l'économie auquel on a donné avec assez de justesse le nom de *chloro-anémie.* Cet état, qui n'est ni la maladie, puisque les accès ont disparu, ni la santé, ni la convalescence, puisque l'imminence morbide est extrême, a été placé par nous, pour ces raisons à la suite des anasarques et des ascites dont il n'est que trop souvent le précurseur. Nous en avons observé cette année 745 cas plus ou moins bien dessinés, et presque tous ont été évacués sur les hôpitaux d'Alger. Du reste, le tableau sur lequel ils figurent, avec les ascites et les anasarques, se décompose par mois de la manière suivante :

MOIS DE	Chloro-anémies.	Hypertro-phies des organes ab-dominaux.	Ascites.	Anasarques.
Janvier.	8	»	8	3
Février.	5	»	2	»
Mars.	10	»	3	»
Avril.	5	1	4	1
Mai.	9	»	4	1
Juin.	32	»	2	1
Juillet.	50	1	2	»
Août.	122	8	4	»
Septembre.	287	7	1	1
Octobre.	99	7	4	10
Novembre.	89	15	2	11
Décembre.	29	1	6	5
Totaux.	745	40	42	33

Les chloro-anémies suivent la période ascensionnelle des maladies : avec l'augmentation croissante des malades, elles arrivent à leur *maximum* en septembre. Les corps se débarrassent à l'envie de ces hommes qui leur sortent allanguis des hôpitaux, ou que les chirurgiens des régiments ont dix et vingt fois traités sous la tente par le sulfate de quinine, soldats qui, bien que sans accès fébriles, avec la meilleure volonté du monde, ne peuvent être conduits à d'autres expéditions. Ce chiffre élevé fait réfléchir à l'opportunité d'adjoindre à notre système d'hôpitaux de nombreux dépôts de convalescents qui en seraient comme le complément.

Le nombre relativement peu considérable des ascites et des anasarques dépend essentiellement du mouvement rapide de nos évacuations. Ici la statistique doit s'arrêter et laisser aux hôpitaux d'Alger, qui en possèdent tous les élémens, cette difficile question à résoudre.

§ 5

Des affections sporadiques ou intercurrentes et de celles qui sont indépendantes de l'action endémo-épidémique.

Les affections intercurrentes ont été peu nombreuses cette année, eu égard au grand nombre de malades admis dans notre hôpital : en voici le résumé statistique, comprenant les entrants dans chaque mois, soit par billet, soit par évacuation.

Janvier	63			
Février	63	197 1er trimestre,		
Mars	71		373 1er semest.	
Avril	42			
Mai	59	176 2e trimestre.		
Juin	75			
Juillet	40			
Août	99	211 3e trimestre.		
Septembre	72		340 2e semest.	
Octobre	34			
Novembre	47	129 4e trimestre.		
Décembre	48			

Total..... 713

C'est à ce chiffre de 713 que se réduisent les entrants atteints d'affections sporadiques. Il est utile de rappeler combien il est peu élevé, en comparaison de celui des affections endémo-épidémiques, qui est de 6048. Les mois , les trimestres et surtout les semestres n'offrent pas de différences bien notables. Il en serait autrement, que nous ne serions pas plus en droit de tirer des conclusions de ce fait , puisque l'origine de ces maladies repose sur des circonstances mobiles , variables , qui se modifient soit au gré de l'individu comme le régime, l'alimentation , soit chaque année , chaque saison , en vertu de lois inconnues , comme les constitutions atmosphériques , médicales , etc. Il ne nous est donc plus donné ici que d'être historien, en nous réservant toutesfois d'apprécier plus tard le degré d'influence de l'action endémo-épidémique sur ces maladies. Remarquons encore qu'en France, dans les pays marécageux où règnent les fièvres intermittentes, les affections sporadiques sont dans un nombre proportionnel différent de ce que nous observons dans la Métidja ; ainsi à Strasbourg sur un total de 2238 entrants, M. Pascal, p. 43, ne compte que :

Fièvres intermittentes.	825 .
Colites	103
Gastro-colites	266
Total.	1194
Ce qui laisse un chiffre de.	1044
	2238

pour les affections sporadiques ou indépendantes de l'action endémo-épidémique , en appliquant au travail de M. Pascal la méthode de classement que nous avons adoptée pour les maladies d'Afrique. C'est environ la moitié du chiffre total des maladies , tandis qu'à Blidah les affections sporadiques , du moins pour cette année , n'en composent pas le sixième. Ce résultat n'est pas le seul point de différence que nous aurons à faire ressortir entre la marche des maladies semblables en France et en Afrique.

Les diverses phlegmasies qui composent le tableau des intercurrentes, en 1842, se sont développées dans des rapports différents, suivant les saisons. Les *gastro-entérites* simples sont peu nombreuses ; en août elles ne nous fournissent que douze entrants, c'est leur chiffre le plus élevé. Relativement au nombre considérable des entrants, les fièvres typhoïdes ne nous offrent que 36 malades ainsi répartis :

Janvier,	4	Juillet,	4
Février,	2	Août,	15
Mars,	3	Septembre,	12
Avril,	»	Octobre,	2
Mai,	»	Novembre,	»
Juin,	»	Décembre,	»
			36

Le chiffre des mois d'août et de septembre, qui est en contradiction avec celui fourni par d'autres observateurs, tient à des circonstances d'encombrement sur lesquelles nous reviendrons. Ce chiffre nous donne la proportion de 0,46 sur cent entrants ; c'est environ une fièvre ty-phoïde sur 200 entrants.

Nous n'avons observé que douze cas d'*hépatite* bien caractérisée.

En Mai	3	En Octobre	1
id. Juin	4	id. Novembre	1
id. Juillet	1	id. Décembre	1
id. Août	1		

Très nombreuses dans les premiers et dans les derniers mois de l'année, les *bronchites* se montrent à peine dans le printemps et surtout pendant l'été. Elles ont cependant augmenté vers la fin de juillet et dans le mois d'août lors des travaux de la route de la Chiffa, où beaucoup de nos soldats ont été obligés de travailler dans une vallée humide et très souvent les pieds dans l'eau.

Les *pleuro-pneumonies* suivent une marche semblable : nous trouvons :

Janvier	8	Entrants.
Février	13	id.
Mars	3	id.
Avril	3	id.
Mai	9	id.
Juin	8	id.
Juillet	1	id.
Août	5	id.
Septembre	8	id.
Octobre	»	id.
Novembre	1	id.
Décembre	7	id.
Total	66	

Les observations précédentes s'appliquent à ces affections. Plus nombreuses que les fièvres typhoïdes, leur rapport avec le chiffre total des entrants est de 0,83, sur cent entrants. Malgré les circonstances des travaux de la Chiffa qui nous ont donné accidentellement des entrants pendent l'été, le chiffre du 1er semestre 44 est double de celui du 2me semestre 22

66

C'est le 5 mai que nous avons eu, cette année, à constater le premier cas de *choléra* : le dernier cas a été observé en novembre seulement : entre ces deux époques nous comptons 44 invasions :

En Mai	2	En Septembre	7
id. Juin	5	id. Octobre	3
id. Juillet	5	id. Novembre	3
id. Août	16		
			44

Dix cas de *méningite* ont été observés cette année :

En Mars	7	En Mai	1
id. Avril	1	id. Décembre	1
		Total	10

Lorsque cette affection règne en France, tous les observateurs en comptent, dans chaque localité, des cas infiniment plus nombreux.

Cinq cas de *phtisie pulmonaire*, sur lesquels nous aurons à revenir tout spécialement, complètent le cadre des affections sporadiques en 1842. (1)

Quant aux affections indépendantes de l'action endémo-épidémique, elles échappent à tout classement statistique raisonné : ce sont des individualités morbides dont la réunion, toujours éventuelle dans nos hôpitaux, ne peut donner lieu à des conclusions de quelque valeur.

§ 6.

Des rapports proportionnels des maladies.

A. *Proportion des maladies suivant l'effectif des troupes.*

Rien de plus difficile à déterminer que l'effectif de la

(1) La grave question de la rareté ou de la fréquence de la phtisie pulmonaire en Afrique, a besoin d'être tout spécialement approfondie. En attendant, il faut se mettre en garde contre le chiffre peu élevé que nous indiquons. Des documents postérieurs nous portent nous-même à douter de sa parfaite exactitude.

garnison de Blidah. Le séjour et le départ des colonnes expéditionnaires le font singulièrement varier d'un jour à l'autre C'est ainsi que nous avons vu , en juin , l'arrivée de la colonne d'Oran élever ce chiffre à vingt mille hommes , et , après le départ de ces troupes , la garnison se composer à peine de trois cents hommes tout compris.

Pour arriver à fixer d'une manière approximative la moyenne par jour du nombre d'hommes susceptibles de tomber malades et d'être admis à l'hôpital , j'ai imaginé de faire relever , dans les bureaux des subsistances militaires , la quantité de rations simples distribuées en 1842. Le chiffre de ces rations s'éléve à 1,099,770, déduction faite des doubles et triples rations attribuées aux officiers. Divisées par 364 , elles représentent en hommes présents par jour 3013. Il faut ajouter à ce chiffre la moyenne de la population civile , c'est-à-dire de la classe ouvrière et indigente susceptible d'entrer à l'hôpital.

On peut évaluer cette moyenne à quatre cent quatre-vingt-sept , ce qui nous donne la moyenne générale de 3,500 individus présents par jour et se trouvant dans le cas d'entrer à l'hôpital. Je ferai remarquer que ce chiffre est aussi largement établi que possible.

En le prenant pour base , nous trouvons les proportions suivantes :

Dans le 1er semestre, il y a une moyenne de 14,22 malades sur cent individus présents. Dans le 2me , de 28,76 malades sur cent individus présents.

Quant à la moyenne des journées de maladies à l'hôpital de Blidah , elle est de neuf jours et demi , résultat que nous obtenons en divisant le nombre total des journées de l'année 86,070 par 9,115, chiffre des hommes entrés pendant l'année et restants le premier jour de l'année, soit blessés soit fiévreux.

Cette moyenne de neuf jours et demi offre un chiffre extraordinaire qui s'explique par le mouvement rapide d'évacuation qui a lieu à Blidah dans toute l'année. Ce chiffre est de moitié inférieur à celui de la moyenne générale de séjour à l'hôpital calculé sur tous les hôpitaux de l'Algérie, qui est en 1844, de 18 8|10. En France, les proportions sont bien différentes : d'après M. Pascal, elle est :

<pre>
             (de   1814 à 1833 de   33   jours)
A Paris   { avant 1814.   40   id.   } 32
             (en   1834   25   id,   )
    A Lyon   1830   de 23 jours.
    A Marseille   1823 à 1824   id. 43 id.
    A Strasbourg   1839   id. 34 id.
    A Toulouse   1821 à 1823   id. 33 id.
    A Rennes   1825   id. 27 id.
</pre>

Ainsi nous avons, pour toute la France, en rassemblant ces moyennes et en les divisant par le nombre de villes qui les fournisent, une moyenne générale de 32 jours.

La moyenne des hôpitaux de France comparée à celle des hôpitaux de l'Algérie, offre aussi une différence de moitié. Il faut attribuer sans aucun doute à la nature différente des maladies la plus grande part de cette différence si remarquable des moyennes des deux pays. Mais n'oublions pas cependant, comme causes de l'abaissement du séjour de nos malades dans les hôpitaux d'Algérie, de signaler le système d'évacuation que nous sommes forcés d'adopter partout.

Le terme moyen de la population civile et militaire 3500, comparé à celui des entrants fiévreux, nous laisserait supposer, en admettant que ce fussent les mêmes 3500 hommes qui alimentassent l'hôpital, que chaque homme y est entré deux fois et quart. Ce n'est qu'avec hésitation que je donne ce chiffre, qui à mes yeux même est loin d'être rigoureux.

Les rapports que nous établissons jusqu'ici nous donnent bien le chiffre proportionnel des maladies comparé aux entrées à l'hôpital, mais non la proportion générale des malades par rapport à la population.

Pour une ville de l'intérieur la question est difficile à juger ; elle ne l'est plus pour Blidah, comme pour tous les pays où les fièvres intermittentes sont endémiques ; on peut hardiment la trancher en avançant qu'après un an de séjour, on rencontre difficilement un individu qui n'ait été atteint ni de fièvre intermittente, ni de diarrhée, ni de dyssenterie. Pour moi, sur 400 colons que j'ai interrogés, je n'en ai trouvé qu'une douzaine environ qui m'aient affirmé avoir échappé à leurs attaques. Sans doute la plupart de ces maladies sont bénignes, légères et ne portent que de faibles atteintes à la constitution ; mais enfin le fait existe : contentons-nous de le constater sans rechercher quels peuvent être ses rapports avec les progrès futurs de la population.

B. *Proportion des maladies suivant les diverses classes de population.*

A. *Classe militaire.*

Les chances de maladie pour toute l'armée en campagne, et particulièrement pour cette portion de l'armée qui manœuvre depuis trois ans dans la province d'Alger, sont difficiles à apprécier. Nos documents à Blidah ne sont pas assez certains, ne peuvent être assez positifs en raison des mouvements rapides des troupes, pour nous permettre d'établir avec sûreté quelques chiffres proportionnels. Il vaut mieux s'en rapporter au mouvement général des hôpitaux de l'Algérie pour 1844 cité plus haut. Nous voyons que le nombre total des entrants de cette année a été de 114,267, ce qui donne, par rapport à l'effectif de l'armée qui a été de 75,000 hommes, la proportion de 1 entrant sur 1 $1|2$ et ce chiffre, quelqu'élevé qu'il soit, n'indique encore qu'imparfaitement la fréquence proportionnelle des maladies de nos soldats, si l'on considère que chaque soldat avant d'entrer à l'hôpital, est quelquefois traité quatre, cinq ou six fois sous la tente par l'administration seule du sulfate de quinine. Voyez, dans les tableaux précédents, de combien les récidives l'emportent sur les affections de première invasion ; consultez chaque soldat à son entrée à l'hôpital, et vous serez quelquefois surpris de la quantité de récidives que vous indiquera chaque individu. Ces nombreuses récidives sont surtout remarquables, généralement parlant, dans la deuxième et la troisième année de séjour en Afrique.

Cette proportion devient extrême chez certains individus et dans certaines localités. Ils vivent alors avec la fièvre pour ainsi dire. A des temps indéterminés, mais plus généralement distants d'un, de deux ou de trois septenaires, ils subissent des rechûtes que rien ne peut leur faire éviter et qui se lient du reste pour la plupart à des lésions organiques connues. Ils ne peuvent se débarrasser, comme l'on dit, du gâteau de la fièvre. Pour la plaine de la Métidja, j'évalue à 15 0|0 le nombre de nos soldats qui subissent ces conditions spéciales.

B. *Classe civile.*

La population européenne de Blidah, qui était de 800 habitants au 1er janvier 1842 se trouvait portée à 1605 le 1er janvier 1843

Cette population nous a envoyé à l'hôpital en 1842, 790 malades, dont 603 fiévreux.

En ne comparant cette quantité d'entrants qu'au chiffre de dénombrement fourni au 1er janvier 1843, nous aurions un entrant sur deux habitants, et cela bien largement calculé. Cette proportion varie bien singulièrement dans les deux semestres. Prise isolément, elle est pour le 1er semestre, de 1 sur 11

id. 2^a   id,   de 1 sur 24 1|2

résultat que nous obtenons en divisant à part les 142 entrants du premier semestre , et les 648 du second par 1605 , chiffre de la population à la fin de l'année.

Pour les fiévreux en particulier, la proportion générale de l'année est d'un entrant sur deux habitants et 66 centièmes; *ce chiffre est significatif.*

C. *Classe d'indigènes.*

Les documents précis nous manquent pour établir les chiffres proportionnels des maladies chez les indigènes de Blidah ; j'affirmerais cependant , contre l'opinion commune, que cette population est infiniment plus sujette que la nôtre aux attaques de fièvres intermittentes ; ainsi au mois de juillet 1841, j'ai eu occasion de visiter, dans la partie supérieure de la ville , 31 maisons mauresques , peuplées de 98 habitants , hommes , femmes et enfants ; et, sur ce nombre, 64 étaient atteints de fièvres intermittentes.

Nous reviendrons sur cette question en parlant de la mortalité.

C. *Proportion des maladies suivant la profession.*

L'influence des professions sur la santé des hommes est surtout sensible en Algérie ; voici , sous ce point de vue , la répartition des 603 fiévreux que nous avons traités cette année.

Entrées à l'hôpital de Blidah pendant l'année 1842.

Tableau (1er semestre)

Classe de professions	PROFESSIONS	Janvier	Février	Mars	TOTAL du 1er trimestre	Avril	Mai	Juin	TOTAL du 2e trimestre	TOTAL du 1er SEMESTRE
Professions qui exigent un travail hors de la ville.	Terrassiers	1	2	6	9	2	1	»	3	12
	Cultivateurs	4	1	4	9	5	7	7	19	28
	Jardiniers	»	1	»	1	»	»	»	»	1
	Mineurs	1	»	»	1	»	1	»	1	2
	Voituriers	1	»	»	1	1	»	3	4	5
	Faucheurs	»	»	»	»	»	»	2	2	2
	Bergers	»	»	»	»	»	»	»	»	»
Professions en plein air.	Tailleurs de pierre	»	»	»	»	»	»	»	»	»
	Scieurs de long	»	»	»	»	»	»	»	»	»
	Charpentiers	1	»	»	1	»	»	»	»	1
	Maçons	4	7	»	11	2	1	»	3	14
	Manœuvres maçons	2	»	»	2	2	3	3	8	10
	Tuiliers	»	»	»	»	2	»	1	3	3
	Écrivains	»	»	»	»	»	»	»	»	»
	Barbiers	»	»	»	»	»	»	»	»	»
	Mécaniciens	»	»	»	»	»	»	»	»	»
	Recev. des domain.	»	»	»	»	»	»	»	»	»
	Forgerons	»	»	»	»	»	»	»	»	»
	Confiseurs	»	»	»	»	»	»	»	»	»
	Selliers	»	»	»	»	»	1	»	1	1
	Tapissiers	»	»	»	»	»	»	»	»	»
	Peintres	»	»	»	»	1	1	»	2	2
	Commis	»	»	»	»	»	»	»	»	»
	Cordonniers	»	»	»	»	2	»	2	4	4
	Cuisiniers	»	»	»	»	»	»	»	»	»
Professions sédentaires.	Marchands	»	»	1	1	1	1	»	2	3
	Horlogers	»	»	»	»	»	»	»	»	»
	Brasseurs	2	»	1	3	»	»	»	»	3
	Serruriers	»	1	»	1	»	»	»	»	1
	Interprètes	»	»	»	»	»	»	»	»	»
	Coiffeurs	»	»	»	»	»	»	»	»	»
	Menuisiers	4	»	»	4	»	1	1	2	6
	Cantiniers	1	»	»	1	1	»	2	3	4
	Tanneurs	1	»	»	1	»	»	»	»	1
	Domestiques	3	2	»	5	3	»	»	3	8
	Couturières	1	»	»	1	»	»	»	»	1
	Boulangers	1	»	1	2	»	»	»	»	2
	Tailleurs	1	»	»	1	»	»	»	»	1
	Distillateurs	1	»	»	1	»	»	»	»	1
	Blanchisseurs	»	»	»	»	»	»	»	»	»
	TOTAUX	29	14	13	56	22	17	21	60	116

Tableau (2e semestre)

PROFESSIONS	Juillet	Août	Septembre	TOTAL du 3e trimestre	Octobre	Novembre	Décembre	TOTAL du 4e trimestre	TOTAL de 2e semestre	TOTAL du l'année
Terrassiers	9	13	18	40	18	13	5	36	76	88
Cultivateurs	6	27	22	55	23	8	24	55	110	138
Jardiniers	[illegible]	[illegible]	[illegible]	[illegible]	[illegible]	[illegible]	[illegible]	[illegible]	[illegible]	[illegible]
Mineurs	[illegible]	[illegible]	[illegible]	[illegible]	[illegible]	[illegible]	[illegible]	[illegible]	[illegible]	[illegible]
Voituriers	[illegible]	[illegible]	[illegible]	[illegible]	[illegible]	[illegible]	[illegible]	[illegible]	[illegible]	[illegible]
Faucheurs	[illegible]	[illegible]	[illegible]	[illegible]	[illegible]	[illegible]	[illegible]	[illegible]	[illegible]	[illegible]
Bergers	[illegible]	[illegible]	[illegible]	[illegible]	[illegible]	[illegible]	[illegible]	[illegible]	[illegible]	[illegible]
Tailleurs de pierre	[illegible]	[illegible]	[illegible]	[illegible]	[illegible]	[illegible]	[illegible]	[illegible]	[illegible]	[illegible]
Scieurs de long	[illegible]	[illegible]	[illegible]	[illegible]	[illegible]	[illegible]	[illegible]	[illegible]	[illegible]	[illegible]
Charpentiers	[illegible]	[illegible]	[illegible]	[illegible]	[illegible]	[illegible]	[illegible]	[illegible]	[illegible]	[illegible]
Maçons	[illegible]	[illegible]	[illegible]	[illegible]	[illegible]	[illegible]	[illegible]	[illegible]	[illegible]	[illegible]
Manœuvres maçons	[illegible]	[illegible]	[illegible]	[illegible]	[illegible]	[illegible]	[illegible]	[illegible]	[illegible]	[illegible]
Tuiliers	[illegible]	[illegible]	[illegible]	[illegible]	[illegible]	[illegible]	[illegible]	[illegible]	[illegible]	[illegible]
Écrivains	[illegible]	[illegible]	[illegible]	[illegible]	[illegible]	[illegible]	[illegible]	[illegible]	[illegible]	[illegible]
Barbiers	[illegible]	[illegible]	[illegible]	[illegible]	[illegible]	[illegible]	[illegible]	[illegible]	[illegible]	[illegible]
Mécaniciens	[illegible]	[illegible]	[illegible]	[illegible]	[illegible]	[illegible]	[illegible]	[illegible]	[illegible]	[illegible]
Recev. des domain.	[illegible]	[illegible]	[illegible]	[illegible]	[illegible]	[illegible]	[illegible]	[illegible]	[illegible]	[illegible]
Forgerons	[illegible]	[illegible]	[illegible]	[illegible]	[illegible]	[illegible]	[illegible]	[illegible]	[illegible]	[illegible]
Confiseurs	[illegible]	[illegible]	[illegible]	[illegible]	[illegible]	[illegible]	[illegible]	[illegible]	[illegible]	[illegible]
Selliers	[illegible]	[illegible]	[illegible]	[illegible]	[illegible]	[illegible]	[illegible]	[illegible]	[illegible]	[illegible]
Tapissiers	[illegible]	[illegible]	[illegible]	[illegible]	[illegible]	[illegible]	[illegible]	[illegible]	[illegible]	[illegible]
Peintres	[illegible]	[illegible]	[illegible]	[illegible]	[illegible]	[illegible]	[illegible]	[illegible]	[illegible]	[illegible]
Commis	[illegible]	[illegible]	[illegible]	[illegible]	[illegible]	[illegible]	[illegible]	[illegible]	[illegible]	[illegible]
Cordonniers	[illegible]	[illegible]	[illegible]	[illegible]	[illegible]	[illegible]	[illegible]	[illegible]	[illegible]	[illegible]
Cuisiniers	[illegible]	[illegible]	[illegible]	[illegible]	[illegible]	[illegible]	[illegible]	[illegible]	[illegible]	[illegible]
Marchands	[illegible]	[illegible]	[illegible]	[illegible]	[illegible]	[illegible]	[illegible]	[illegible]	[illegible]	[illegible]
Horlogers	[illegible]	[illegible]	[illegible]	[illegible]	[illegible]	[illegible]	[illegible]	[illegible]	[illegible]	[illegible]
Brasseurs	[illegible]	[illegible]	[illegible]	[illegible]	[illegible]	[illegible]	[illegible]	[illegible]	[illegible]	[illegible]
Serruriers	[illegible]	[illegible]	[illegible]	[illegible]	[illegible]	[illegible]	[illegible]	[illegible]	[illegible]	[illegible]
Interprètes	[illegible]	[illegible]	[illegible]	[illegible]	[illegible]	[illegible]	[illegible]	[illegible]	[illegible]	[illegible]
Coiffeurs	[illegible]	[illegible]	[illegible]	[illegible]	[illegible]	[illegible]	[illegible]	[illegible]	[illegible]	[illegible]
Menuisiers	[illegible]	[illegible]	[illegible]	[illegible]	[illegible]	[illegible]	[illegible]	[illegible]	[illegible]	[illegible]
Cantiniers	[illegible]	[illegible]	[illegible]	[illegible]	[illegible]	[illegible]	[illegible]	[illegible]	[illegible]	[illegible]
Tanneurs	[illegible]	[illegible]	[illegible]	[illegible]	[illegible]	[illegible]	[illegible]	[illegible]	[illegible]	[illegible]
Domestiques	[illegible]	[illegible]	[illegible]	[illegible]	[illegible]	[illegible]	[illegible]	[illegible]	[illegible]	[illegible]
Couturières	[illegible]	[illegible]	[illegible]	[illegible]	[illegible]	[illegible]	[illegible]	[illegible]	[illegible]	[illegible]
Boulangers	[illegible]	[illegible]	[illegible]	[illegible]	[illegible]	[illegible]	[illegible]	[illegible]	[illegible]	[illegible]
Tailleurs	[illegible]	[illegible]	[illegible]	[illegible]	[illegible]	[illegible]	[illegible]	[illegible]	[illegible]	[illegible]
Distillateurs	[illegible]	[illegible]	[illegible]	[illegible]	[illegible]	[illegible]	[illegible]	[illegible]	[illegible]	[illegible]
Blanchisseurs	[illegible]	[illegible]	[illegible]	[illegible]	[illegible]	[illegible]	[illegible]	[illegible]	[illegible]	[illegible]
TOTAUX	46	111	109	266	103	62	56	221	487	603

RÉSUMÉ, PAR TRIMESTRES ET PAR SEMESTRES, DES TROIS CLASSES DE PROFESSIONS.

PROFESSIONS	1er trimest.	2e trimest.	3e trimest.	4e trimest.	TOTAUX	1er sem.	2e sem.	TOTAUX
1° Professions qui exigent un travail hors de la ville	21	29	134	108	292	50	242	292
2° Professions en plein air	14	14	60	45	142	28	114	142
3° Professions sédentaires	21	17	69	68	169	38	131	169
TOTAUX	56	60	266	221	603	116	487	603

Des trois divisions dans lesquelles nous avons rangé toutes les professions, c'est la première, celle qui exige un travail hors de la ville, qui nous a fourni le plus de malades ; et, parmi ces professions elles-mêmes, ce sont les cultivateurs et les terrassiers qui en comptent le plus. Il faut en dire autant des faucheurs, bien qu'ils ne figurent sur l'état précédent que pour un faible chiffre; car la plus forte partie des professions inscrites sous le titre de cultivateurs, de terrassiers, etc., ont surtout fourni des malades lorsque ces prétendus cultivateurs et terrassiers ont été occupés dans la plaine aux travaux de fenaison. La profession de faucheur en Afrique est une position accidentelle que prennent les ouvriers de toute espèce qui sont momentanément privés de travail. Comme la récolte des foins pour le compte du gouvernement exige l'emploi d'un nombre considérable de travailleurs, le métier de faucheur se trouve fortement rétribué par les entrepreneurs, ce qui fait que beaucoup d'ouvriers des villes le recherchent. Un autre fait statistique de la plus grande exactitude, c'est que, de tous les ouvriers employés cet été par l'officier comptable des subsistances militaires de Blidah, seulement pour transporter les foins en ville et en construire des meules, de tous ces ouvriers, dis-je, pas un seul, quels qu'aient été sa nation, son tempérament, son régime, sa manière de vivre, n'a échappé aux fièvres intermittentes de tous les types, types parmi lesquels la forme pernicieuse a été très-fréquente, comme nous le verrons en parlant de la mortalité.

Les professions qui suivent dans l'ordre de fréquence, sont les professions en plein air et en ville, eu égard au nombre total des individus qui s'y sont adonnés en ville.

Parmi les professions dites sédentaires, la plus dangereuse est sans contredit celle de boulanger, si elle ne figure que pour le chiffre treize sur la liste précédente c'est que le nombre total des ouvriers qui travaillent chez les boulangers de Blidah ne dépasse guère ce chiffre.

Cette observation, du reste, s'appuie sur ce que nous avons observé sur les ouvriers boulangers de l'administration militaire. On peut en dire autant des peintres en bâtiment et des briquetiers.

Ces observations ne sont pas nouvelles, et notre statistique ne fait que confirmer celles déjà faites par Ramazzini, il y a cent ans, dans son *Essai sur les maladies des artisans*. Nous y voyons, (pages 94, 95, 133 et 153, de l'édition encyclopédique) que les maraîchers les jardiniers, les cultivateurs des prés et les faucheurs, comme aussi les boulangers et les briquetiers, sont très sujets aux maladies, et que leurs fièvres sont souvent accompagnées de délire.

F. *Proportion des maladies suivant l'âge et le temps de séjour en Afrique.*

Dans le mémoire qui accompagne un de nos rapports trimestriels de 1842, nous nous sommes attaché à faire ressortir l'influence si marquée de l'âge comme cause prédisposante essentielle aux affections endémo-épidémiques. En effet, cent colons pris au hasard dans la population nous avaient donné les résultats suivants :

ANNÉES.	FIÈVR. INTERM.			DIARRHÉES.			DYSENTERIES.			TOTAL GÉNÉRAL.
	Hommes.	Femmes.	Total.	Hommes.	Femmes.	Total.	Hommes.	Femmes.	Total.	
1 an.	2	1	3	6	9	15	3	2	5	23
De 1 à 5	7	3	10	9	3	12	12	6	18	40
id. 5 à 10	5	2	7	12	5	17	9	5	14	38
id. 10 à 15	8	4	12	6	6	12	7	3	10	34
id. 15 à 20	10	3	13	15	1	16	10	4	14	43
id. 20 à 25	14	2	16	9	2	11	14	1	15	42
id. 25 à 30	9	1	10	4	1	5	4	2	6	21
id. 30 à 35	6	1	7	2	2	4	5	3	8	19
id. 35 à 40	8	3	11	3	»	3	2	2	4	18
id. 40 à 45	2	1	3	1	»	1	»	1	1	5
id. 45 à 50	1	2	3	3	»	3	2	2	4	10
id. 50 à 55	3	»	3	1	»	1	1	»	1	5
id. 55 à 60	1	1	2	»	»	»	»	»	»	2
Totaux.			100			100			100	300

Les nouvelles recherches auxquelles nous nous sommes livré confirment ces résultats. Voici un tableau de 409 cas de maladies, pris dans la population de Blidah. Ce tableau, rédigé par M. Laforgue, jeune chirurgien plein de mérite et d'avenir, est de la plus grande exactitude, et les réflexions qui le suivent lui appartiennent en propre.

Tableau statistique

des maladies dans leurs rapports avec l'âge des malades et le temps de leur séjour en Afrique.

GENRES DE MALADIES	AGES.																TEMPS DE SÉJOUR EN AFRIQUE.															
	1	2	5	10	15	20	25	30	35	40	45	50	55	60	65	TOTAL.	Au dessous d'un an.	1	2	3	4	5	6	7	8	9	10	11	12	13	Nés en Afrique.	TOTAL.
Fièv. interm. de 1re invasion.	0	1	2	1	7	4	5	3	2	0	2	0	0	0	0	27	6	5	5	3	4	2	2	0	0	0	0	0	0	0	0	27
Fièvres récidivées.	0	0	0	3	9	23	31	27	19	9	7	8	4	2	0	142	2	1	8	12	16	20	11	23	19	7	8	7	5	1	2	142
Fièvres pernicieuses.	0	0	1	1	3	6	5	6	2	0	2	0	0	0	0	26	4	5	4	5	1	2	2	1	1	0	0	1	0	0	0	26
Diarrhées.	2	4	1	0	6	12	26	14	9	8	2	2	0	0	0	86	9	7	12	3	11	15	8	5	2	2	4	3	5	0	0	86
Ascites.	0	0	0	0	5	3	8	4	0	1	0	3	0	0	0	24	0	1	2	2	4	4	4	3	1	1	0	2	0	0	0	24
Dysenteries.	0	0	0	1	1	2	3	3	1	1	1	0	0	0	0	13	2	3	0	2	3	1	0	1	0	0	0	0	1	0	0	13
Irritations gastro-intestinales.	0	0	1	0	0	2	1	2	3	4	0	0	0	0	0	13	2	1	3	0	3	2	1	0	0	0	0	0	0	0	1	13
Gastro-entérites.	0	0	0	0	0	0	2	2	2	2	0	0	0	0	0	8	0	1	0	0	2	1	1	0	0	2	0	0	0	0	1	8
Fièvres typhoïdes.	0	0	0	0	0	2	2	1	0	0	0	0	0	0	0	5	0	2	1	1	0	0	1	0	0	0	0	0	0	0	0	5
Pleurites.	0	0	0	0	1	2	5	3	1	1	2	0	1	0	0	16	0	3	2	2	4	1	1	0	2	0	1	0	0	0	0	16
Pleuro-pneumonies.	0	0	0	0	2	3	4	2	3	1	1	0	0	0	0	16	2	2	1	4	1	2	1	1	0	2	0	0	0	0	0	16
Bronchites.	0	0	0	0	1	3	2	1	1	1	0	0	0	0	0	9	0	2	0	1	3	0	1	1	0	1	0	0	0	0	0	9
Phthisies pulmonaires.	0	0	0	0	0	0	1	0	0	0	0	0	0	0	0	1	0	0	0	0	1	0	0	0	0	0	0	0	0	0	0	1
Maladies diverses.	0	1	3	1	2	3	2	3	4	1	1	1	0	0	1	23	1	5	5	1	2	4	0	1	0	1	1	0	0	0	2	23
TOTAUX.	2	6	8	7	37	65	97	71	47	29	18	14	5	2	1	409	28	38	43	36	55	54	33	36	25	16	14	13	11	1	6	409

« D'après ce tableau statistique, il est évident que
« les affections endémo-épidémiques sévissent en Afri-
« que chez l'Européen avec une intensité progressive
« jusqu'à l'âge de 30 ans, et qu'ensuite elles décrois-
« sent d'une manière sensible. Ainsi donc, règle géné-
« rale, plus le colon qui débarque en Afrique est avan-
« cé en âge et moins il est apte à subir l'influence des
« intoxications paludéennes ; ce qui le prouve, c'est
« que, sur le nombre des malades que j'ai réunis dans
« ce tableau, tous sont venus en Afrique à des époques
« différentes. Si tous ont été frappés par l'épidémie,
« l'homme de 40 ans comme celui de 20 ans, il n'y a
« pas pour eux d'acclimatement proprement dit pos-
« sible ; il reste seulement évident que l'âge de 20 ans
« est plus maltraité que celui de 40. Quelle est la con-
« séquence de ces faits ? C'est que l'armée offre, dans
« la majorité des individus qui la composent, les con-
« ditions d'âge les plus favorables au développement
« des maladies. Que l'on place des hommes de cet âge
« en proie à la nostalgie, sous un ciel brûlant ; qu'ils
« soient exposés à des fatigues continuelles, aux priva-
« tions de toute espèce ; supposez qu'ils s'abandonnent
« à des excès de tout genre, quand ils en trouvent l'oc-
« casion, et l'on devra s'étonner que la mortalité ne
« soit pas plus grande (1) ».

(1) Le rédacteur de ce tableau et de cette note est lui-même âgé
de 22 ans.

CHAPITRE TROISIÈME.

DE LA MORTALITÉ.

L'analyse des causes qui influent si puissamment en Afrique sur la vie de nos soldats est une étude tellement compliquée que l'on doit s'estimer fort heureux d'atteindre quelques approximations, de réunir çà et là, assez de faits pour édifier quelques probabilités ; c'est ce que je me propose de faire en comparant la mortalité de nos troupes et de nos colons d'Afrique avec celle de France, et les différences de cette mortalité suivant le nombre des malades, la saison, l'âge, la profession, la nationalité et surtout la nature des maladies.

La différence de la mortalité du soldat en campagne et en temps de paix a été calculée depuis longtemps. « Dans un tableau qui comprend vingt années, M. le « docteur Rennes (*Topographie de Strasbourg, Mémoires* « *de médecine militaire*, t. XIV, pag. 204), avait éta- « bli la proportion de la mortalité de l'hôpital militaire « d'instruction de Strasbourg pour une période de « dix ans de guerre, opposée à une autre période de dix « ans de paix. La première période, qui s'étend de « 1806 à 1815, donne une proportion de un décès sur « dix sortants. La deuxième période, qui embrasse « les années comprises entre 1815 et 1826, présente « le chiffre de 1 décès sur 62 sortants. Un résultat

« aussi tranché entre l'une et l'autre période dit tout
« ce qu'il faut attendre des vicissitudes de la guerre
« et au contraire tout ce que donne le calme de la
« paix. »

Mais, en Afrique, le soldat qui fait la guerre n'a pas
seulement à combattre comme en Europe les fatigues,
les privations, les vicissitudes de l'atmosphère et l'inclé-
mence du climat ; il faut qu'il supporte ces maux au milieu des plaines encore marécageuses qui réclament un
surcroît de précautions hygiéniques pour prévenir les
conséquences funestes qu'elles pourraient entraîner.

Cette mortalité n'est pas cependant aussi forte qu'on
l'a prétendu. En 1841, nous trouvons, dans tous les
hôpitaux de l'Algérie, 7802 morts sur un effectif de 75
mille hommes, et 114,287 entrants, ce qui nous donne
une moyenne de 6 morts 5|10 sur 100 malades, et de
10 morts 4|10 sur cent soldats, eu égard à l'effectif.

Les documents officiels arrivés de l'Algérie jusqu'au
1er juillet 1842, donnent les résultats suivants : malades
traités dans les hôpitaux militaires :

40,864

Morts ;   2,407 ; proportion de la mortalité com-
parée au nombre des malades : 5 2|10 sur 0|0

Il résulte des chiffres précédents que la mortalité des
hôpitaux en Algérie en 1841 est de 1 mort sur 14, 65
malades.

Comparez cette mortalité avec les chiffres que nous
fournissent les statistiques de la France, et vous arrive-
rez à cette conclusion inattendue, que, dans certaines
conditions, la mortalité des hôpitaux de France est très

souvent plus considérable que celle de nos hôpitaux d'Algérie (1) Voici la preuve de cette assertion :

« Par rapport au nombre de malades existant dans les hôpitaux, la mortalité a été, en 1833, pour la France entière, de 1 mort sur 11,27. »

« Pour le département de la Seine, de 1 sur 10,35. »

« Pour le département du Bas-Rhin, de 1 sur 14,16 Mémoire de M. Pascal, page 8).

Entre autres singularités, notons la coïncidence du chiffre de mortalité entre celui fourni par le département du Bas-Rhin en 1833, de 1 sur 14, 16 et celui de l'Algérie en 1844, de 1 sur 14, 63.

Le chiffre de la mortalité des hôpitaux militaires de l'Algérie est encore bien plus favorable, si on le compare à celui des hôpitaux et hospices civils de Paris, que nous voyons être, en 1828 et 1829, de 1 mort sur 8,35 et, en 1834, de 1 mort sur 11,71.

Voici d'autres points de comparaison. En rapprochant la mortalité générale des hôpitaux de l'Algérie des sortants par billet seulement, qui sont de 76524 en 1844, et en ayant bien soin d'exclure de ce calcul les sortants par évacuation qui se montent à 30,090, nous arrivons au chiffre de 1 mort sur 9, 81 sortants. Mais en opérant ce calcul sur les chiffres réunis des sortants par billet ou par évacuation, nous trouvons 1 mort sur 13, 66, et c'est exactement le chiffre de la mortalité de l'hôpital militaire de Strasbourg en 1836, qui est de 1 sur 13 3|4

(1) N'oublions pas cependant qu'en Algérie, le même homme entrant souvent plusieurs fois à l'hôpital, le nombre des malades l'emporte sur celui de l'effectif; d'où il résulte que le rapport de la mortalité des hôpitaux doit être inférieur à celui de la mortalité générale des troupes.

11

sortants ; du reste, cette proportion dans la mortalité varie singulièrement d'année en année. D'après le relevé qu'en donne M. Pascal elle a été, de 1820 à 1840, de 1 sur 12 au plus, de 1 sur 73 au moins.

Elle est, à l'hôpital de Blidah (315 morts , 2985 sortants par billet, et 4715 par évacuation), en réunissant les sortants , soit par billet, soit par évacuation, de 1 mort sur 24,44.

Si nous considérons : 1° que nos évacuations ont été dirigées , en 1842, de manière à donner peu de chances de mortalité à nos évacués , à leur arrivée soit à Alger, soit en France, comme nous l'avons démontré dans la statistique des maladies; 2o que les hôpitaux de France, de de leur côté ont, chaque année, les réformes, les envois en congé et aux eaux qui diminuent leurs chances de mortalité, ne serions-nous pas admis à conclure, de l'examen comparatif de ces chiffres, que les chances de mortalité relativement à nos soldats , sont presque aussi favorables à Blidah et avec les misères de la guerre, qu'à Strasbourg en temps de paix ? J'avoue cependant que cette conclusion a un faux air de paradoxe, et qu'avant de l'adopter il serait prudent de l'établir sur les bases d'un calcul plus étendu, c'est-à-dire embrassant un plus grand nombre d'années. En voici la preuve :

Relativement à la population civile et indigène, la mortalité, à Blidah, a été, pour les Européens, sur 1605 habitants ,

En ville, de	38
A l'hôpital militaire, de	69
	———
	107

Ce qui nous donne un mort sur 15 habitants. Les musulmans, au nombre de 3334, ont perdu :

En ville,   234
A l'hôpital,   13
                            ———
                             247

ce qui leur fait 1 mort sur 13 1/2 habitants.

D'un autre côté, nous voyons que la mortalité générale de la France est de 1 mort sur 41 habitants ;

Pour Paris, de 1 sur 38 ;

Pour le département du Bas-Rhin, de 1 sur 37 ;

Et pour Strasbourg, de 1 sur 29.

D'un autre côté encore, nous voyons, dans le mémoire de M. Godelier (*Mémoires de médecine, chirurgie et pharmacie militaires*, t. L), que la moyenne de la mortalité des communes marécageuses de la Charente-Inférieure est de 1 sur 21.

Il résulte du rapprochement de ces données les observations suivantes :

1° Les chances de viabilité pour les Européens civils à Blidah, dans les circonstances actuelles *et pour l'année* 1842, sont moins favorables que celles que peuvent offrir les localités de France réputées les plus malsaines.

2° Si les habitans civils de Blidah perdent 1 habitant sur 15, nous voyons les indigènes avoir 1 mort sur 13 1/2. A ne considérer que le genre de vie des deux races, n'est-il pas singulier que la plus grande somme de mortalité pèse sur la portion des habitants les plus sobres, sur celle qui s'abstient avec tant de soin et des liqueurs fortes de toute espèce, et des excès de tout genre, qui sont passés dans les habitudes de la plus grande partie des colons? Ajoutons, comme point de contraste plus frappant , que ceux-ci exercent les professions les plus insalubres, les plus pénibles, travaillant tout le jour , tandis que les maures recherchent les travaux sédentaires et fuient les occupations qui peuvent occasioner quelque fatigue corporelle. Cette différence de mortalité , qui paraît au premier abord , donner un démenti formel aux règles les plus sûres de l'hygiène et de la phisiologie , trouve son explication naturelle, d'abord dans le défaut de vaccination dont les bienfaits sont encore peu connus des musulmans , tandis que les Européens , en 1842 , n'ont pas eu à regretter un seul individu mort de variole, et ensuite dans les secours empressés dont les Européens sont l'objet soit en ville, soit à l'hôpital, de la part des médecins militaires de toutes les classes et de tous les grades ; enfin le chiffre relativement peu élevé de la mortalité de cette population misérable, comparé à la mortalité des musulmans ne nous suggère-t-il pas cette pensée consolante, que les efforts et les secours de l'art ne sont pas toujours stériles et qu'ils ont une grande part d'influence générale , appliqués à la conservation des populations.

L'action des saisons sur la production des maladies agit bien plus énergiquement sur la mortalité. Voici le tableau général de la mortalité à l'hôpital militaire de Blidah, pendant les trois années 1840, 1841 et 1842.

Pendant ces années, qui datent de la reprise des hostilités, l'hôpital de Blidah s'est trouvé dans les conditions les plus défavorables qu'il se puisse imaginer, tant sous le rapport du nombre et de la gravité des maladies, que sous celui du défaut d'installation et de la difficulté d'administrer les secours de l'art à nos malades.

MORTALITÉ DE 1840, 1841, 1842, PAR **TRIMESTRE RÉUNIS.**	MÉDECINE.														CHIRURGIE.									
	Fièvre pernicieuse.	Fièvre compliquée.	Diarrhée.	Dyssenterie	Gastro-entérique.	Gast.entér.typhoïd.	Pneumonie.	Pleurite.	Bronchite chroniq.	Phthisie pulmonair*	Ascite.	Anasarque.	Affect. sporadiques.	Total des fièvreux.	Amput. de la cuisse.	id. de la jambe.	id. du bras.	Coup de feu à la têt*	id. au thorax.	id. à l'abdomen.	id. aux membres.	Maladies chirugi-cales diverses.	Total des blessés.	Total général.
PREMIERS TRIMESTRES.	17	1	6	14	2	12	11	4	»	2	1	4	20	94	4	»	1	5	11	9	2	3	35	129
DÉUXIÈMES TRIMESTRES.	12	6	10	7	4	17	10	1	»	2	»	»	19	88	3	»	1	6	9	4	15	7	45	133
TROISIÈMES NRIMESTRES.	130	6	52	28	18	37	5	1	3	5	»	»	20	305	8	5	2	1	10	10	15	19	76	375
QUATRIÈMES TRIMESTRES.	96	27	68	47	21	8	1	»	1	1	3	14	24	311	5	1	2	3	6	3	2	6	28	339
TOTAUX.	255	40	136	96	45	74	27	6	4	10	4	18	83	798	20	6	6	15	36	26	34	35	178	976

Notons d'abord que les rapports de cette mortalité sont :

De 1 mort sur 9 , 68 Sortants par billet.
id. 1 id.   sur 15 , 58   id.   par évacuation.
id. 1 id,   sur 25 , 26   id.   par billet et évacuation.
id. 1 id.   sur 26 , 47 Entrants par billet et par évacuation.

Nous réunissons ici les blessés et les fiévreux. Ces proportions , malgré des circonstances très défavorables , ne diffèrent pas d'une manière extraordinaire des résultats statistiques fournis par d'autres hôpitaux militaires de France. Ce tableau ayant été rédigé au moyen de la réunion de la mortalité additionnée des trimestres correspondants de chaque année, nous voyons, somme totale, la grande différence de mortalité qui existe entre les deux saisons médicales , puisque sur 976 morts en médecine et chirurgie, nous trouvons;

Pour les 1ers semestres   262 | 976
Pour les 2mes semestres   714 |

Différence encore plus tranchée, nous trouvons, *pour les fiévreux seulement* :

1ers Semestres   182 | 798
2me Semestres   616 |

C'est-à-dire que la mortalité , pendant la saison épidémique , est trois fois 1^3 plus considérable que dans l'autre saison. Relativement aux maladies , ce sont les fièvres pernicieuses qui nous donnent le plus de décès ; et dans ces maladies , la différence des décès des deux saisons est encore bien plus marquée, puisque, sur un total de 255 cas de morts de fièvre pernicieuse, nous en trouvons 130 appartenant aux 3mes trimestres seulement, tandis qu'il n'y en a que 17 pour les 3 premiers trimestres et 12 pour les 3 deuxièmes trimestres. Cette différence est aussi tranchée pour les diarrhées et pour les dyssenteries ; mais nous voyons que c'est surtout dans les quatrièmes trimestres que la mortalité de ces malades est la plus considérable, tandis que celle des fièvres pernicieuse affecte la saison épidémique proprement dite, c'est-à-dire les 3mes trimestres. Les affections sporadiques offrent une marche égale dans le cours de l'année, à l'exception cependant des maladies de poitrine, qui prédominent dans les 1ers trimestres.

Notons, en passant que, *même en chirurgie*, nous trouvons une mortalité plus considérable dans les mois de juillet, août et septembre.

La part d'influence que nous avons acordée à l'âge dans la production des maladies, se retrouve dans le calcul des chances de la mortalité. Voici un tableau où nous avons réuni les sept cent quatre-vingt-dix-huit fiévreux décédés en 1840, 1841 et 1842, par rang d'âge et de maladies correspondantes.

GENRE DE MALADIES.	18 ans et au-dessous	19	20	21	22	23	24	25	TOTAL.	26	27	28	29	30	31 et au-dessus.	TOTAL.	TOTAL GÉNÉRAL.
Fièvre pernicieuse. . . .	8	5	5	9	35	52	47	29	190	22	16	8	7	3	9	65	255
Fièvre compliquée. . . .	1	2	»	»	2	10	1	4	20	6	4	2	1	1	6	20	40
Diarrhée.	5	2	6	5	36	28	11	17	110	10	3	1	3	0	9	26	136
Dyssenterie.	1	»	1	4	15	19	10	10	60	6	6	2	3	4	15	36	96
Gastro-entérite.	»	»	2	3	4	8	2	5	24	6	4	3	2	2	14	21	45
Gastro-entérite typhoïde .	1	»	1	5	19	12	14	9	61	1	4	1	1	0	6	13	74
Pneumonie.	»	1	»	1	3	5	2	2	14	1	2	1	1	1	7	13	27
Pleurite	»	»	»	»	3	»	»	»	3	0	3	0	0	0	0	3	6
Bronchite chronique. . .	»	»	»	»	»	»	»	2	2	0	0	0	0	0	2	2	4
Phthisie pulmonaire. . .	»	»	»	»	2	2	1	3	8	0	0	0	1	0	1	2	10
Ascite.	»	»	»	»	»	1	»	»	1	0	1	0	0	1	1	3	4
Anasarque	1	»	2	1	»	2	»	1	7	4	1	2	1	0	3	11	18
Affections sporadiques .	2	2	3	5	14	11	4	4	45	6	5	6	5	4	12	38	83
TOTAUX. . .	19	12	20	33	133	130	92	86	545	62	49	26	25	16	75	253	798

Quelles que soient les maladies, nous voyons encore que ce sont les âges de 22, 23 et 24 ans qui nous fournissent les plus grandes sommes de mortalité; nous voyons encore que, sur 798 décès, il y en a 545 de 25 ans et au-dessous et 253 de 26 ans et au-dessus.

Quelle que soit la valeur apparente de ce résultat, gardons-nous cependant d'en tirer les graves conséquences qu'il comporte au premier coup-d'œil.

Il faudrait, pour obtenir une conclusion rigoureuse, comparer à ces premiers termes du problème, non seulement l'âge de tous les hommes composant l'effectif de l'armée, mais encore l'âge de tous les malades entrés à l'hôpital ou qui en sont sortis dans le courant de l'année. N'est-il pas probable, en effet, que si les âges de 22, 23 et 24 ans nous offrent la plus grande somme de mortalité c'est parce que nous avons une plus grande somme de soldats de ces âges dans l'armée, en raison de l'appel des contingents, et par conséquent une plus grande partie de malades. Cependant, en considérant l'armée dans son ensemble, on peut dire aussi pour donner de la valeur à la prédominance de la mortalité, pour les âges de 22, 23 et 24 ans, que les condamnés, les disciplinaires, le corps des zouaves, les bataillons d'Afrique et d'autres fractions de corps spéciaux, sont composés en majorité d'hommes de 25 ans et au-dessus; et que, dans les corps de ligne proprement dits, la réunion des officiers, sous-officiers, caporaux et soldats réengagés, remplaçants ou vétérans, forment une masse qui peut équilibrer à peu près celle des hommes au-dessous de 25 ans : ainsi donc, si la différence du chiffre de mortalité, relatif aux âges que nous avons énoncé ne peut nous conduire à des conséquences ri-

goureuses, nous n'en sommes pas moins fondé à considérer comme extrêmement probable que l'âge de 25 ans
et au-dessous est une circonstance favorable à la mortalité chez nos jeunes soldats.

Dans leurs rapports avec les maladies qui ont causé la
mort, les âges varient d'influence. Pour les fièvres pernicieuses, le summum de la mortalité, qui est à 23 ans et
qui nous donne 52 décès, décroît graduellement à mesure
que l'on remonte l'échelle des âges, au point qu'à 34 ans
et au-dessus, nous n'avons plus à constater que neuf décès. Ce résultat est encore plus marqué pour les diarrhées,
genre de mort qui semble être l'apanage presque exclusif
de l'adolescence. Il n'en est pas de même de la dyssenterie qui frappe plus également sur tous les âges ; jusqu'à
34 ans et au-dessus nous trouvons encore 15 décès de
dyssentériques. Les fièvres typhoïdes, si différentes en
Algérie de celles de France, tant sous le rapport de leur
fréquence que sous celui de leur manifestation patholo-
gique, ont cependant cela de commun avec elles, qu'elles frappent presque exclusivement l'adolescence. Quant
aux autres affections sporadiques, leurs chiffres, pris en
masse, nous offrent plus d'égalité dans leurs rapports
avec les âges ; nous verrons plus tard quelles conclusions
pratiques il nous sera permis de tirer de toutes ces données.

Les observations précédentes s'appliquent également
au calcul de la mortalité, suivant la nationalité ou le lieu
de naissance des individus décédés. En voici le tableau
extrait du registre des décès de l'hôpital militaire.

Mortalité suivant la nationalité.

NATIONS.	Fièvre pernicieuse.	Fièvre compliquée.	Diarrhée.	Dyssenteries.	Gastro-entérite.	Id. Id. typhoïde.	Pneumonie	Pleurite.	Bronchite chroniq.	Phthisie pulmonaire	Ascite.	Anasarque.	Affect. sporadiques	TOTAL.
Allemands.	5	»	10	3	1	1	1	1	1	»	12	2	1	27
Indigènes.	1	»	»	»	1	»	1	»	»	»	1	1	1	6
Maltais.	»	»	»	»	»	»	»	»	»	»	»	»	»	
Espagnols.	»	»	1	2	»	»	1	»	»	1	»	1	2	8
Italiens.	6	»	2	2	1	»	1	»	»	1	»	1	»	14
Français du midi.	89	19	46	23	12	22	10	2	»	2	1	10	22	258 ⎫
Français du centre.	63	17	30	31	16	31	9	2	2	3	»	»	27	231 ⎬ 743
Français du nord.	91	4	47	35	14	20	4	1	1	3	1	3	30	254 ⎭
Totaux.	255	40	136	96	45	74	27	6	4	10	15	18	83	

Ce tableau nous offre peu de remarques intéressantes à faire ; il y a presque égalité dans la mortalité des Français du nord, du centre et du midi de la France ; nous remarquerons seulement, comme une singularité due probablement au hasard, que, sur 8 décès d'Espagnols, nous n'en avons pas un seul à attribuer, cette année, aux fièvres pernicieuses. Ajoutons encore, mais comme un fait qui ne me paraît pas avoir une grande valeur, que sur dix-huit décès par anasarque, treize appartiennent à des méridionaux, soit étrangers, soit indigènes.

La durée moyenne du séjour des malades décédés à l'hôpital militaire de Blidah, est bien plus courte que celle fournie par d'autres hôpitaux de l'Algérie ; calculée en 1841, sur le chiffre total de tous les hôpitaux de l'Algérie, elle est de 18 jours et 8$7^{10}$ mes ; à Blidah, hôpital d'évacuation, elle est, pour les années 1840, 1841 et 1842 réunies, fiévreux et blessés confondus, de 8 jours et 6$1_{10}$mes. En appliquant ce calcul à l'année 1842, et pour les fiévreux seulement aussi, elle est de 8 jours et 7_{10}mes, résultat qui ne diffère que d'un dixième de jour de la moyenne générale des trois années réunies.

Ce chiffre peu élevé indique suffisamment la rapidité du mouvement médical de notre hôpital depuis sa fondation, et quant à la mortalité, il nous indique la cause du peu de décès par suite d'affections chroniques que nous y remarquons.

Telle est la marche rapide des affections qui ont occasioné la mort, que l'on peut établir, comme règle générale, que les cas de décès sont d'autant plus fréquents qu'ils se rapprochent davantage de l'entrée du malade à l'hôpital, ce qui résulte du tableau suivant extrait, comme les autres, du registre officiel des décès de l'hôpital.

Rapports de la mortalité avec l'époque de l'entrée à l'hôpital.

GENRE DE MALADIES.	du 1er au 2e jour.	3	4	5	6	7	8	9	10	TOTAL.	Du 11e au 20e	Du 21e au 30e.	31 et au-dessus.	TOTAL.	TOTAL GÉNÉRAL.
Fièvre pernicieuse.	113	23	27	15	15	10	9	10	13	234	17	3	1	21	255
Fièvre compliquée.	1	»	5	6	4	2	4	1	4	27	10	2	1	13	40
Diarrhée.	9	11	5	3	4	4	4	6	6	52	39	21	24	84	136
Dyssenterie.	9	7	5	8	7	3	12	3	3	57	35	0	4	39	96
Gastro-entérite.	6	4	4	1	»	4	1	3	5	28	11	3	3	17	45
Gastro-entérite typhoïde	6	5	2	3	7	6	5	1	1	36	22	10	6	38	74
Pneumonie.	2	3	»	1	3	1	2	3	0	15	8	2	2	12	27
Pleurite	1	»	»	»	»	»	»	»	0	1	2	1	2	5	6
Bronchite chronique.	»	»	»	»	»	»	»	»	0	»	2	1	1	4	4
Phthisie pulmonaire.	»	»	»	»	»	1	1	»	1	3	2	2	3	7	10
Ascite.	»	»	»	»	»	»	1	1	1	3	»	1	0	1	4
Anasarque	3	1	3	»	»	1	2	1	0	11	2	1	4	7	18
Affections sporadiques.	8	9	5	9	1	3	6	3	6	50	14	10	9	33	83
TOTAUX..	158	63	56	46	41	35	47	32	40	517	164	57	60	281	798

Nous voyons, entre autres choses, dans ce tableau, que, sur 155 cas de décès par suite de fièvre pernicieuse, 113 ont eu lieu du premier au deuxième jour, c'est-à-dire dans les 48 heures de l'entrée à l'hôpital ; au dessous de dix jours après l'entrée, nous trouvons 234 cas, tandis que nous n'en avons que 21 au dessus de ce chiffre.

Les diarrhées suivent une marche inverse, c'est au dessus de dix journées de séjour que nous trouvons le plus grand nombre de décès. Il en est de même des fièvres typhoïdes.

⸺◦◦◦◦◦◦◦◦⸺

CHAPITRE QUATRIÈME.

DE L'ALIMENTATION ET DU RÉGIME DES TROUPES.

⸺◦◦◦◦◦◦◦◦⸺

De l'alimentation du soldat.

La ration du soldat en campagne est différente, suivant qu'il est en station ou en marche :

En station, elle est de :

Pain	750 grammes.	Riz	60 grammes.
Viande	250 id.	Sel	1⁄60 de kilog,
Vin	1⁄4 litre		

En marche ou en expédition, elle était avant l'arrivée du maréchal Bugeaud, de :

Biscuit	550 grammes.	Café	12 grammes
Viande	250 id.	Riz	60 id.
Sucre	12 id.	Sel	1⁄60 kilog.

Cette ration ayant été jugée insuffisante, elle fut modifiée de la manière suivante :

Biscuit	643 grammes.	Café	12 grammes.
Viande.	300 id.	Riz.	60 id.
Sucre	12 id.	Sel	1,60 kilog.

Si, par suite des évènements de la guerre, on vient à manquer de pain ou de biscuit, on augmente la ration de riz de 350 grammes. Ainsi composée, la ration du soldat paraît être suffisante quant à la quantité; mais la qualité des substances alimentaires peut donner lieu à quelques observations. Les farines qui composent le pain de troupe se font en Afrique même. Les blés qui les fournissent sont de deux espèces, l'un dit blé dur et l'autre blé tendre; le blé dur provient du pays même; il est acheté en grande partie par l'administration sur les marchés arabes; les blés tendres proviennent de la Baltique et de la mer Noire. On emploie 2⁄3 de blé dur et 1⁄3 de blé tendre, pour obtenir la farine destinée au pain des troupes : mais les blés durs sont blutés à 5 pour ⁰⁄₀ et les autres à 15 pour ⁰⁄₀. La farine résultant de ces deux espèces de blés offre cette différence que celle qui provient des blés durs exige au pétrin un travail bien plus considérable pour obtenir un résultat égal à celle qui est fournie par le blé tendre. Si ce travail de manutention n'est pas aussi complet que possible, le pain qui en résulte est de très mauvaise qualité. La proportion de 2⁄3 de cette farine est donc trop considérable et il y aurait avantage à la réduire de moitié, parce qu'en Afrique surtout, les ouvriers, les locaux et surtout le temps dans les circonstances de guerre où nous nous trouvons, notamment à Blidah, ne permettent pas d'accomplir ce travail d'une manière toujours parfaite. Je sais que l'on peut objecter que les farines de blé dur rendent au pétrin plus de pain que celles de blé tendre et qu'elles coutent moins cher d'achat; mais ces considérations doivent tomber devant la différence si grande des deux qualités de pain provenant de ces farines. Il est certain que le pain fourni par les premières est d'une digestion beaucoup plus difficile que celui que donnent les secondes.

On distribue aux troupes trois sortes de biscuit:

Le biscuit Packam.

    id.   de la marine.

    id.   d'Alger, que fabrique l'administration. Celui-ci est supérieur quant au goût et à sa facilité de conservation; les vers l'attaquent plus rarement et plus difficilement que les deux autres espèces, et nos soldats lui donnent la préférence. bien qu'il soit beaucoup moins blanc que les autres.

On a essayé, à plusieurs reprises, de remplacer, en campagne, le biscuit par les galettes arabes; mais ces différents essais n'ont pas été heureux; le grand avantage qu'elles présentaient consistait dans la rapidité de leur fabrication. Le blé trouvé en route par nos soldats était réduit en farine au moyen de moulins à bras qui suivaient les compagnies, et la farine qu'ils donnaient était cuite sous la cendre, après cinq minutes de manipulation. Les soldats préféraient d'abord ces galettes au biscuit lui-même; mais cet aliment si lourd, si indigeste, devint si évidemment l'origine de maladies et de diarrhées surtout, que l'on fut obligé de l'abandonner.

La viande qui sert à la consommation de nos troupes provient principalement des abats de bœufs, de vaches et de taureaux. Quand on fait entrer dans la composition de la ration de viande, du mouton ou de la chèvre, ce qui est rare, ces deux espèces ne sont jamais données seules et ne sont délivrées qu'en proportion minime et comme complément de la ration. La qualité de la viande varie suivant les saisons et les localités. A Blidah, de mars à juillet, elle est excellente; mais d'août à février, elle est moins bonne, ce qui dépend de la bonne ou de la mauvaise qualité des pâturages.

En 1842, la viande a été généralement meilleure qu'en 1841; mais cette année, elle n'a rien laissé à désirer sous le rapport de la qualité.

La quantité de 250 grammes allouée à chaque soldat par les tarifs, nous paraît insuffisante, même avec la meilleure viande : en effet, le foie, la rate, la tête, etc., de l'animal devant faire partie des pesées de la distribution, il est évident que les portions de compagnies sur lesquelles tombent ces lots ont beaucoup moins que les autres à manger. Il faudrait rejeter ces parties de la nourriture du soldat, comme on le fait dans les hôpitaux ou du moins ne les donner qu'en surplus des rations.

Une bonne mesure consisterait aussi à déterminer une ration différente en raison de la différence des saisons.

Le vin de distribution en Afrique vient du midi de la France; il doit contenir réglementairement 10 pour 0/0 d'alcool. En raison des voyages, des mauvais locaux et de l'insolation qu'il a à subir, peut-être n'est-ce pas assez pour sa conservation; je crois qu'il en faudrait au moins 13 pour 0/0.

Le café que l'on reçoit maintenant en grains, et que l'on moud peu de temps avant les distributions, est une boisson des plus convenables à nos soldats en Algérie.

12

Il remplace avec grand avantage les anciennes distributions d'eau-de-vie : je crois que, sous ce rapport, l'expérience a définitivement prononcé.

§ 2.

Du régime des soldats.

Les idées de Pringle sur les causes des maladies des
troupes, s'appliquent avec une admirable vérité à
nos soldats d'Afrique ; ce qui était vrai il y a cent ans,
l'est encore aujourd'hui. Pringle soutenait que les fièvres,
les diarrhées et les dyssenteries sont sous l'influence de
l'air, des variations atmosphériques, des intempéries des
saisons, et non pas, généralement du moins, le produit
des excès du soldat, ni de l'abus des liqueurs alcooliques ou des fruits, ni de l'usage d'une mauvaise eau.
Non pas que ces causes ne puissent produire et ne pro-
duisent réellement, des dérangements de santé, mais elles
n'agissent que sur quelques individus. «Enfin, dit Pringle,
« en terminant sur ce sujet, si l'on veut se donner la peine
« de lire la relation que nous avons donnée des différentes
« campagnes, on y verra une si grande conformité dans la
« naissance et les périodes des maladies avec la salu-
« brité ou l'insalubrité de l'air, qu'on doit être con-
« vaincu que ni les abus des liqueurs et des fruits, ni
« les mauvaises eaux ne peuvent contribuer à produire
« la dyssenterie. » (Page 44).

CHAPITRE CINQUIÈME.

COROLLAIRES.

I. Il y a en Algérie deux saisons médicales bien tranchées : celle d'hiver et celle d'été.

II. Partout où il y a des marais, il y a production de fièvres intermittentes. Il existe cependant des fièvres intermittentes qui reconnaissent des causes tout-à-fait étrangères à l'influence paludéenne.

III. Les rapports de causalité entre les marais et les fièvres qu'ils engendrent une fois établis par l'observation, on a supposé un agent de l'influence des marais sur l'organisme, on a créé le mot *miasme*, et de ce mot a découlé la théorie de l'*intoxication* paludéenne, de l'*empoisonnement* miasmatique. Je crois cette théorie très probable ; mais la méthode expérimentale n'a encore rien appris de positif sur la nature des miasmes. Fourcroy, Moscati, Boussingault et tant d'autres expérimentateurs, ont vainement cherché le *miasme* : ils n'ont trouvé, en définitive, que de l'hydrogène carboné, et quelque chose qu'ils n'ont pu préciser, et qui est une matière organique, animale ou végétale.

IV. Sous l'influence de l'accroissement de la température, les fièvres intermittentes deviennent constamment plus nombreuses et plus graves ; mais, dans les pays non marécageux, la même influence se remarque sur la fréquence et l'intensité des phlegmasies gastro-intestinales et encéphalo-rachidiennes.

V. L'innocuité des marais pendant le jour et le danger de leur habitation pendant la nuit, est une idée trop absolue : entre ces deux termes extrêmes d'une même action, il y a un moyen terme plus vrai, mais qui échappe encore à une observation rigoureuse.

VI. Le tempérament lymphatique constitue une prédisposition marquée aux affections endémo-épidémiques.

VII. L'usage continu, abusif même des alcooliques, ne prédispose pas autant aux fièvres intermittentes qu'aux diarrhées et aux dyssenteries.

VIII. L'abus du coït, de la masturbation, la nostalgie, les chagrins concentrés, les hémorrhagies abondantes, et tout ce qui tend à jeter l'action nerveuse dans la prostration, livrent presque sans défense l'organisme à l'action endémo-épidémique.

IX. Les hommes qui se nourrissent bien, et surtout ceux qui sont remarquables par un développement très régulier des facultés intellectuelles, passent et séjournent, souvent même impunément, au milieu de localités où d'autres rencontreraient la maladie et la mort (Worms).

X. Les Espagnols, les Italiens, les Provençaux, résistent infiniment mieux aux maladies du sol de l'Algérie que les habitants du nord. La mortalité qu'ils fournissent est moins considérable.

XI. Les maladies, en Afrique, sévissent à tous les âges, à toutes les époques de la vie, mais principalement dans l'enfance et l'adolescence. On peut établir, en règle générale, quant aux fièvres intermittentes, que leur fréquence et leur gravité sont en raison inverse de l'âge avancé du sujet.

XII. Quant à l'armée, elle ne peut échapper à cette loi ; l'âge de 18 à 24 ans offre des chances tellement efficaces de maladies, de fièvres intermittentes et de diarrhées surtout, que bien peu de nos jeunes soldats peuvent se soustraire à leurs atteintes. Porter à 25 ans l'époque de l'admission de nos hommes dans les rangs de l'armée d'Afrique, ce serait peut-être diminuer du *tiers au moins* la mortalité générale de l'armée.

XIII. L'acclimatement est une idée complexe dans ses applications pratiques : il est très vrai que l'on s'habitue en Algérie aux influences générales qui constituent ce qu'on appelle un climat, et sans aucun doute on tire d'une longue habitation une plus grande force de résistance à ces causes générales de maladies ; il n'en est plus de même des influences paludéennes, car l'habitation prolongée des marais, loin d'être une immunité contre leurs agents délétères, dispose d'autant plus à leurs atteintes, que cette habitation est plus prolongée. Ici donc l'acclimatement n'existe pas.

XIV. A Blidah, les enfants s'élèvent avec la plus grande difficulté; peu de convulsions, pas de coqueluche; ils périssent généralement par le gros intestin ; ils sont atteints, pendant l'été, de fièvres intermittentes et de diarrhées. C'est une chose pénible à voir que ces petits êtres cyanosés par le froid, claquant des dents comme des adultes. J'ai observé les trois stades réguliers d'un accès intermittent chez un enfant de 40 jours; mais, le plus généralement, cet accès ne se compose

que de chaleur ; il est immanquable aux diverses pha-
ses de la dentition. Les diarrhées qui leur succèdent ou
qui débutent de prime abord, peu graves au début,
revêtent, en automne et en hiver, une forme chronique,
contre laquelle échouent le plus souvent les secours de
l'art.

XV. Il y a, sous le rapport de l'hygiène, cette différence entre les expéditions et les travaux des routes, que
les premières peuvent être entreprises dans toutes les
saisons de l'année sans grand désavantage pour la santé
de nos soldats, tandis que les travaux ne doivent et ne
peuvent être exécutés que pendant la saison d'hiver.
L'expérience a prononcé. En effet, d'une part, le soldat, dans les expéditions, parcourt une multitude de
localités, saines ou malsaines ; peu importe, il n'y
séjourne pas ; il est soumis à un exercice continu ; ses
facultés sont tendues, occupés, son moral soutenu ;
alors, point de cabarets, d'écarts de régime, d'occa-
sions de débauches possibles, comme dans les garnisons
malsaines de la plaine; partant, moins de chances générales et spéciales de maladies. Ainsi, localités pour localités,
à la fatigue près, il vaut mieux que le soldat soit toujours
en campagne. Quant aux travaux des routes, ils ont le
double inconvénient des expéditions et des garnisons sta-
bles, et de plus l'action terrible d'une terre vierge dont
les émanations sont malsaines sous l'influence de la
haute température des mois d'été, tandis que, pendant
les mois d'hiver, cette action est à peine sensible.
EXEMPLE : 4,000 hommes prennent part successivement
aux travaux de la route de la Chiffa pendant août et
septembre ; successivement aussi ils tombent tous mala-

des : 1,800 hommes en 47 jours entrent au seul hôpital de Blidah, et donnent lieu à une forte mortalité. Dans l'hiver de cette même année, 4,000 hommes aussi viennent travailler au fossé d'enceinte de Blidah à Coléah, au milieu des marais même de la Métidja, et le nombre de nos entrants est à peine augmenté.

XVI. Il y a plusieurs méthodes de traitement : 1º L'expectation ; c'est la méthode des indigènes ; ils attendent patiemment que Dieu les débarrasse de leurs fièvres ; mais en attendant leur constitution se détériore, la nutrition s'altère, les viscères s'engorgent ; ils périssent jeunes et presque anémiques. 2º La méthode antiphlogistique pure : elle est jugée par les faits ; 3º La méthode évacuante : employée isolément, elle est inadmissible ; 4º L'administration seule du quinquina, qui peut remplacer avec avantage toutes les autres méthodes ; 5º La méthode mixte, qui consiste dans l'usage combiné des antiphlogistique, ou des évacuants avec le quinquina ; et enfin 6º l'électisme, qui, dans le traitement des affections endémo-épidémiques surtout, tire ses indications de la saison, de la constitution médicale, de la localité, de l'âge, du sexe, de la constitution du sujet, de l'ancienneté, du type, des complications de la maladie, de l'état des organes, etc., etc., et qui, tout bien pesé et bien considéré, emploie, pour obtenir la guérison, tous les modificateurs qu'il a sous la main, le quinquina, l'opium, comme les saignées, les vomitifs, les révulsifs et avant tout, l'air natal, c'est-à-dire l'évacuation sur France.

RÉCAPITULATION

par genres de maladies.

MALADIES.	Restant le 1er janvier 1842 au soir.	ENTRÉS PAR		SORTIS PAR		Morts.	Restans le 31 décembre au soir.
		Billets.	Évacuat.	Billets.	Évacuat.		
Affections endémo-épidémiques de première invasion.	52	2321	93	827	1541	66	32
Affections endémo-épidémiques récidivées.	95	3460	144	1491	1981	155	72
Affections chroniques consécutives aux maladies endémo-épidémiques.	19	581	279	242	602	11	22
Affections sporadiques ou intercurrentes.	33	697	16	270	383	68	25
Affections indépendantes de l'action endémo-épidémique.	10	343	32	155	208	15	7
Totaux.	209	7402	564	2985	4715	315	158

[(113)

RÉCAPITULATION

par mois, trimestres et semestres.

SEMESTRE.	TRIMESTRE.	MOIS.	Restant le 1er janvier. 1842 au matin	ENTRÉS PAR		SORTIS PAR		Morts.	Restans le 31 décemb au soir.	TOTAUX PAR			
				Billets.	Évacuation.	Billets.	Évacuation.			Mois.	Trimestre.	Semestres.	Année.
1er semestre.	1er trimestre.	Janvier.	207	205	20	186	75	16	»	709			
		Février.	»	270	9	178	99	17	»	573	2076		
		Mars.	»	388	7	125	263	11	»	794		5371	
	2e trimestre.	Avril.	»	481	6	199	282	11	»	979			
		Mai.	»	668	3	166	458	14	»	1309	3295		16346
		Juin.	»	513	3	190	289	12	»	1007			
2e semestre.	3e trimestre.	Juillet.	»	604	2	460	172	38	»	1276			
		Août.	»	1249	196	301	1048	54	»	2848	7616		
		Septembre.	»	1779	3	314	1340	56	»	3492		10975	
	4e trimestre.	Octobre.	»	586	132	595	155	35	»	1503			
		Novembre.	»	393	127	144	432	29	»	1125	3359		
		Décembre	»	266	56	127	102	22	158	731			
			207	7402	564	2983	4715	315	158	16346	16346	16346	

TABLEAU des maladies qui ont été causes de mort en 1842.

GENRE DE MALADIES.			Restant le 1er du mois.	1er TRIMESTRE				2e TRIMESTRE				Total du semestre.	3e TRIMESTRE				4e TRIMESTRE				Total du semestre.	Total de l'année.
				Janvier.	Février.	Mars.	TOTAL.	Avril.	Mai.	Juin.	TOTAL.		Juillet.	Août.	Septembre.	TOTAL.	Octobre.	Novembre.	Décembre.	TOTAL.		
Affections endémo-épidémiques de 1re invasion. — FIÈVRES.	Quartes.	Simples	»	»	»	»	»	»	»	»	»	»	»	»	»	»	»	0	0	0	0	0
		Compliquées.	»	»	»	»	»	»	»	»	»	»	»	»	»	»	»	0	0	0	0	0
		Pernicieuses.	»	»	»	»	»	»	»	»	»	»	»	»	»	»	»	0	0	0	0	0
	Tierces.	Simples.	»	»	»	1	1	»	1	»	1	2	»	1	1	»	»	0	0	0	0	1
		Compliquées.	»	»	»	»	»	»	»	»	»	»	»	»	»	»	»	0	0	0	0	0
		Pernicieuses.	»	»	»	»	»	»	»	»	»	»	»	»	»	»	»	0	0	0	0	0
	Doubles-tierces.	Simples.	»	»	»	»	»	»	»	»	»	»	»	»	»	»	»	0	0	0	0	0
		Compliquées.	»	»	»	»	»	»	»	»	»	»	»	»	»	»	»	0	0	0	0	0
		Pernicieuses.	»	»	»	»	»	»	»	»	»	»	»	»	»	»	»	0	0	0	0	0
	Quotidiennes.	Simples.	»	3	1	2	6	2	1	1	4	10	3	3	2	5	1	0	0	1	15	16
		Compliquées.	»	»	»	»	»	»	»	»	»	»	»	»	»	»	»	0	0	0	0	0
		Pernicieuses.	»	»	»	»	»	»	»	»	»	»	»	»	»	»	»	0	0	0	0	0
	Subintrantes.	Simples.	»	»	»	»	»	»	»	»	»	»	»	»	»	»	»	0	0	0	0	0
		Compliquées.	»	»	»	»	»	»	1	1	1	2	2	5	9	»	»	0	0	0	9	10
		Pernicieuses.	»	»	»	»	»	»	»	»	»	»	»	»	»	»	»	0	0	0	0	0
	Remittentes.	Compliquées.	»	»	»	»	»	»	»	»	»	1	2	1	1	»	»	0	0	0	0	1
		Pernicieuses.	»	»	»	»	»	»	»	»	»	»	»	»	»	»	»	0	0	0	0	0
		Et pseudo continues pernic.ses	»	»	»	»	»	»	»	»	»	»	»	»	»	»	»	0	0	0	0	0
	Névroses.	Névralgie susorbitaire.	»	»	»	»	»	»	»	»	»	1	1	»	2	»	»	0	0	0	2	2
	Diarrhées.	Simples.	»	1	»	1	1	»	1	1	2	1	1	4	4	»	»	0	1	0	5	5
		Compliquées.	»	1	1	»	1	»	1	1	2	2	4	1	2	»	»	0	1	1	3	5
		Chroniques	»	»	»	»	»	»	»	»	»	»	»	»	»	»	»	0	0	0	8	8
	Dyssenteries.	Simples.	»	2	»	1	3	»	1	1	2	5	»	2	1	3	»	0	1	1	4	0
		Compliquées.	»	»	»	»	»	»	»	»	»	»	»	»	»	»	»	0	0	0	0	0
		Chroniques	»	»	»	»	»	»	»	»	»	»	»	»	»	»	»	0	0	0	0	0
Affections endémo-épidémiques récidivées. — FIÈVRES.	Quartes.	Simples.	0	0	0	0	0	0	0	0	0	0	0	0	0	0	0	0	0	0	0	0
		Compliquées.	0	0	0	0	0	0	0	0	0	0	0	0	0	0	0	0	0	0	0	0
		Pernicieuses.	0	0	0	0	0	0	0	0	0	0	0	0	0	0	0	0	0	0	0	0
	Tierces.	Simples.	0	0	2	0	2	0	0	0	0	2	0	1	0	1	0	0	0	0	3	3
		Compliquées.	0	0	0	0	0	0	0	0	0	0	0	1	0	1	0	0	0	0	1	1
		Pernicieuses.	0	0	0	0	0	0	0	0	0	0	0	0	0	0	0	0	0	0	0	0
	Doubles-tierces.	Simples.	0	0	0	0	0	0	0	0	0	0	0	0	0	0	0	0	0	0	0	0
		Compliquées.	0	0	0	0	0	0	0	0	0	0	0	0	0	0	0	0	0	0	0	0
		Pernicieuses.	0	0	0	0	0	0	0	0	0	0	0	0	0	0	0	0	0	0	0	0
	Quotidiennes.	Simples.	0	0	1	0	1	3	2	2	7	8	4	0	1	5	1	1	0	2	7	15
		Compliquées.	0	0	1	1	1	1	0	0	1	2	0	4	4	4	0	0	0	0	8	10
		Pernicieuses.	0	0	0	0	0	0	0	0	0	0	0	0	0	0	0	0	0	0	0	0
	Subintrantes.	Simples	0	0	0	0	0	0	0	0	0	0	0	0	0	0	0	0	0	0	0	4
		Compliquées.	0	0	0	0	0	1	1	2	4	4	0	0	0	0	0	0	0	0	4	4
		Pernicieuses.	0	0	0	0	0	1	2	1	3	3	0	7	4	11	8	2	4	14	25	28
	Remittentes.	Compliquées.	0	0	0	0	0	0	2	1	3	3	4	4	3	11	0	0	0	0	11	14
		Pernicieuses.	0	0	0	0	0	0	0	0	0	0	0	0	0	0	0	0	0	0	0	0
		Et pseudo continues pernic.ses	0	0	0	0	0	0	0	0	0	0	0	0	0	0	0	0	0	0	0	0
	Névroses.	Névralgie susorbitaire.	0	0	0	0	0	0	0	0	0	0	0	0	0	0	0	1	0	1	1	1
	Diarrhées.	Simples.	0	0	0	0	0	0	0	0	0	0	6	3	12	0	0	0	0	0	0	12
		Compliquées.	0	1	1	0	0	0	0	0	0	5	5	16	8	14	»	31	47	53
		Chroniques	0	»	»	»	»	»	»	»	»	»	»	»	»	»	»	0	2	6
	Dyssenteries.	Simples.	0	0	0	0	0	2	2	3	»	3	1	0	0	2	2	0	4	5	8
		Compliquées.	0	0	0	2	2	0	0	0	0	0	0	0	0	0	0	0	0	0	0
		Chroniques	0	1	0	1	0	1	0	2	0	2	1	0	0	3	3	5
Affections chroniques consécutives aux maladies endémo-épidémiques.	Ascites.		0	0	1	1	2	0	0	0	2	0	0	0	0	2	2	1	1	2	3	4
	Anasarques.		0	1	0	0	1	0	0	0	1	0	0	1	1	0	0	1	1	5	5	6
	Hypertrophies.		0	0	0	0	0	0	0	0	1	0	1	1	0	0	0	1	1	0
	Convalescences de fièvre intermitt (chloro-anémies).		0	0	0	0	0	0	0	0	0	0	0	0	0	0	0	0	0	0	0	1
Affections sporadiques ou intercurrentes.	Gastro entérites aiguës.		0	0	0	0	0	0	0	0	0	1	0	1	2	0	0	0	0	0	2
	Id. Id. chroniques.		0	0	0	0	0	1	0	0	1	1	1	0	2	1	0	0	0	3	17	17
	Id. Id. typhoïdes.		0	0	0	0	0	0	0	0	0	3	6	14	3	0	0	3	17	17
	Irritations gastro-intestinales et embarras gastrique.		0	0	0	0	0	0	0	0	0	0	0	0	0	0	0	0	0	0	0
	Hépatites.		0	0	0	0	0	0	0	0	0	1	0	0	1	1	0	0	1	1	2
	Ictères.		0	0	0	0	0	0	0	0	0	0	0	0	0	0	0	0	0	0	0
	Stomatites.		0	0	0	0	0	0	0	0	0	0	0	0	0	0	0	0	0	0	0
	Angines.		0	0	0	0	0	0	0	0	0	0	0	0	0	0	0	0	0	0	0
	Id. gangréneuses.		0	0	0	0	0	0	0	0	0	1	0	0	1	0	0	0	0	0	1
	Bronchites aiguës.		0	0	0	0	0	0	0	0	0	0	0	0	0	0	0	0	0	0	0
	Id. chroniques.		0	0	1	0	2	0	1	1	2	4	1	0	2	0	0	0	0	4	4
	Pneumonies et pleuro-pneumonies.		0	1	0	0	0	0	0	0	2	0	0	2	1	0	1	1	2	4
	Pleurites.		0	0	2	0	2	0	0	0	0	2	0	0	2	1	0	1	2	4	4
	Id. chroniques.		0	0	0	0	0	0	1	0	1	1	0	0	0	0	0	0	0	1	1
	Laryngite.		0	0	0	0	0	0	0	0	0	0	0	0	0	0	0	0	0	0	0
	Pleurodynies.		0	0	0	0	0	0	0	0	0	2	1	4	9	2	3	2	11	11
	Choléra sporadique.		0	0	0	0	0	0	0	0	0	0	0	2	2	3	0	5	6
	Varioles.		0	0	0	0	0	0	0	0	0	0	0	0	0	0	0	0	0	0
	Phlébites.		0	0	0	0	0	0	0	0	0	0	0	0	0	0	0	1	1	1
	Méningites.		0	0	0	2	2	1	1	0	2	4	0	0	2	0	0	1	1	15
	Phthisies pulmonaires.		0	1	0	1	1	2	1	0	1	2	0	0	2	0	0	0	0	5
	Ophthalmies.		0	0	0	0	0	0	0	0	0	0	1	0	0	0	0	0	0
	Rhumatismes articulaires avec endocardites.		0	0	0	0	0	0	0	0	0	0	0	0	0	0	0	0	0
Affections indépendantes de l'action endémo-épidémique.	Rhumatismes.		0	0	0	0	0	0	0	0	0	0	0	0	0	0	0	0	0
	Sciatiques.		0	0	0	0	0	0	0	0	0	0	0	0	0	0	0	0	0
	Lumbago.		0	0	0	0	0	0	0	0	0	0	0	0	0	0	0	0	0
	Héméralopies.		0	0	0	0	0	0	0	0	0	0	0	0	0	0	0	0	0
	Fatigues, convalescences.		0	0	0	0	0	0	0	0	0	0	0	0	0	0	0	0	0
	Douleurs vagues dans les membres.		0	0	0	0	0	0	0	0	0	0	0	0	0	0	0	0	0
	Manies.		0	0	0	0	0	0	0	0	0	0	0	0	0	0	0	0	0
	Congestions cérébrales.		0	3	1	0	4	0	0	0	4	3	0	0	1	0	1	0
	Maladies organiques du cœur.		0	2	1	2	1	0	0	0	7	0	0	0	0	0	0	0
	Rechutes aiguës.		0	0	0	0	0	0	0	0	0	0	0	0	0	0	0	0
	Epilepsies.		0	0	2	0	2	0	0	0	2	0	0	0	0	0	0	0
	Maladies chirurgicales accidentelles importées, etc.		0	0	2	0	2	0	0	0	2	0	0	0	0	0	0	0
	Constipations après usages de figues du hérisson (?).		0	0	0	0	0	0	0	0	0	0	0	0	0	0	0	0
	Nostalgie.		0	0	0	0	0	0	0	0	0	0	0	0	0	0	0	0
Totaux.			0	16	17	11	44	11	14	12	37	81	38	54	56	148	35	29	22	86	234	315